L'infermiera

di Radiologia

La Guida completa

SILVIA REALI

Indice dei contenuti

« Radiologia: dove scattiamo selfie interni per vedere se tutto è a posto all'interno! »

Introduzione

Prefazione: Perché questo libro?

La radiologia, quella vasta distesa di onde invisibili, immagini misteriose e tecniche innovative, è molto più di una serie di esami medici. È la finestra attraverso la quale la medicina contemporanea guarda per capire, diagnosticare e, in ultima analisi, curare. Al centro di questo campo in costante evoluzione ci sono gli infermieri di radiologia, i veri pilastri di questo mondo medico spesso poco conosciuto.

Questo libro è nato da una passione e da un desiderio ardente di far luce sul viaggio unico, ma così gratificante, di questi professionisti. In un momento in cui la tecnologia si evolve a rotta di collo e ogni giorno emergono nuove tecniche e approcci, è fondamentale avere una guida affidabile che sia radicata nella realtà quotidiana di queste infermiere.

Perché questo libro in particolare? In primo luogo, perché mira a colmare una lacuna. Sebbene la letteratura medica sia piena di libri su varie specialità, pochi si soffermano davvero sul ruolo specifico e sulle sfide degli infermieri di radiologia. Questo libro è un'ode alla loro dedizione, una testimonianza della loro esperienza e, soprattutto, uno strumento per tutti coloro che desiderano seguire le loro orme.

Inoltre, non è solo un libro di teoria. Si basa su storie vere, esperienze reali, difficoltà superate e vittorie celebrate. Offre uno sguardo sincero su ciò che significa essere un infermiere di radiologia, dai primi passi esitanti di un principiante alle sfide complesse affrontate dai veterani del settore.

Infine, in tutte le sue pagine, questo libro mira a incoraggiare, ispirare e guidare. Che sia uno studente, un principiante o un professionista esperto, è stato progettato pensando a lei. Per ricordarle perché ha scelto questo percorso, per mostrarle quanto può raggiungere e per assicurarle che, qualunque siano le sfide che la attendono, non è mai solo.

Buona lettura e benvenuti nell'affascinante mondo della radiologia attraverso gli occhi di chi lo vive ogni giorno.

Radiologia: un mondo invisibile svelato

Dietro le mura degli ospedali, dietro le quinte della medicina, si nasconde una dimensione in cui l'invisibile diventa palpabile, in cui l'ignoto si rivela e in cui la magia incontra la scienza. Questo è il regno della radiologia, una disciplina che ha trasformato l'arte della diagnosi e del trattamento, permettendoci di viaggiare all'interno del corpo umano senza la necessità di una minima incisione.

Immagini un mondo in cui possiamo vedere il battito cardiaco di un bambino prima ancora che nasca, rilevare un tumore nelle sue prime fasi di sviluppo o visualizzare la complessità dei vasi sanguigni che attraversano il nostro cervello. È un mondo che potrebbe facilmente appartenere a un racconto di fantasia, ma in realtà è la vita quotidiana dei professionisti della radiologia.

Sebbene un tempo la radiologia fosse considerata una semplice branca ausiliaria della medicina, nel corso dei decenni è diventata uno dei suoi capisaldi. Grazie ai costanti progressi tecnologici, è diventata non solo uno strumento diagnostico, ma anche terapeutico, cambiando la vita di milioni di persone in tutto il mondo.

Ma cosa rende la radiologia così speciale, così unica? Forse è la sua capacità di rivelare l'invisibile, di rendere tangibile l'intangibile. Mentre i nostri sensi naturali hanno i loro limiti, la radiologia li trascende, offrendoci una visione quasi sovrumana del nostro corpo. Ogni immagine prodotta è una narrazione, una storia di salute, malattia, guarigione e talvolta di mistero.

Al centro di questo mondo ci sono i radiologi, i detective medici, e gli infermieri di radiologia, i benevoli custodi del paziente. Sono gli interpreti di queste narrazioni visive, traducendo ogni ombra, ogni sfumatura, ogni contrasto in un linguaggio che il resto del mondo medico può comprendere e utilizzare.

Ma oltre alla tecnica, la radiologia è anche un'arte. Occorre un occhio acuto per vedere le sottigliezze, una mano abile per guidare gli strumenti e un cuore compassionevole per sostenere e rassicurare il paziente durante l'esame. È una danza delicata tra macchina e uomo, tecnologia ed empatia.

Quindi, la prossima volta che sentirà la parola "radiologia", pensi a questo universo sorprendente dove l'invisibile viene rivelato, dove ogni immagine è una storia e dove la scienza si mescola con l'umanità per comprendere e curare meglio. La radiologia non è solo una specialità medica, è una finestra sul miracolo interiore della vita.

Come utilizzare questo libro: una guida per i professionisti in erba

Entrare nel mondo della radiologia, con il suo gergo tecnico, le macchine imponenti e i protocolli rigorosi, può sembrare scoraggiante. Ma non si preoccupi, ha tra le mani lo strumento ideale per navigare in questo mare di informazioni con sicurezza. Ecco alcuni consigli su come utilizzare al meglio questo libro e massimizzare il suo apprendimento.

1. Iniziare dall'inizio.
Anche se può sembrare ovvio, è essenziale iniziare dalle basi. Familiarizzi con la storia della radiologia, i concetti principali e i fondamenti. Questo le fornirà una solida base su cui costruire le sue conoscenze.

2. Non affretti la lettura.
La radiologia è una disciplina complessa e ogni capitolo di questo libro è pensato per approfondire un aspetto specifico. Si prenda il tempo necessario per digerire ogni sezione, rilegga se necessario e, soprattutto, applichi ciò che impara nel suo ambiente di lavoro.

3. Utilizzare i casi di studio.
In tutto il libro, troverà casi di studio reali che evidenziano situazioni concrete incontrate nel mondo della radiologia. Questi studi non sono semplici aneddoti, ma strumenti di apprendimento. Li analizzi, ne discuta con i suoi colleghi e li usi come punto di partenza per la riflessione e il dibattito.

4. Esercitare il pensiero indipendente.
Ogni capitolo si conclude con una serie di domande e riflessioni. Non le trascuri. Si prenda un momento per rispondere, per interrogarsi e per integrare completamente il contenuto. Questi momenti di riflessione personale rafforzeranno la sua comprensione.

5. Collaborare e condividere.
La radiologia, come qualsiasi disciplina medica, è un lavoro di squadra. Condivida ciò che impara con i suoi colleghi, faccia domande, formi gruppi di studio. Circondarsi di persone che la pensano come lei arricchirà la sua esperienza di apprendimento.

6. Torni spesso.
Questo libro non è stato concepito per essere letto una volta e poi riposto in uno scaffale. Man mano che progredisce nella sua carriera, scoprirà che alcune sezioni diventano più rilevanti, mentre altre devono essere rilette.

Lo tenga a portata di mano e lo utilizzi come risorsa continua.

7. Si lasci coinvolgere attivamente.

Il modo migliore per imparare è fare. Metta in pratica le sue conoscenze, si faccia coinvolgere in progetti di ricerca, partecipi a conferenze e cerchi costantemente di ampliare i suoi orizzonti.

Questo libro è più di una semplice fonte di informazioni. È un compagno, un mentore cartaceo, progettato per guidarla in ogni fase della sua carriera radiologica. Ogni pagina è un invito alla scoperta, ogni capitolo un passo avanti verso l'eccellenza professionale. Quindi, cari professionisti in erba, aprite bene gli occhi, immergetevi in questo tesoro di conoscenze e preparatevi a illuminare il mondo invisibile della radiologia.

Capitolo 1

IMMERGERSI NELL'UNIVERSO RADIOLOGIA

Storia della radiologia :
Dai raggi X alla risonanza magnetica

La radiologia occupa un posto unico nella grande saga della medicina. È una storia di innovazioni, scoperte accidentali, audaci pionieri e la costante evoluzione della nostra capacità di vedere oltre la superficie. Dalla scoperta dei raggi X all'avvento della risonanza magnetica, si imbarchi in un affascinante viaggio nel tempo.

All'inizio c'erano i raggi X

Nel 1895, Wilhelm Conrad Röntgen, un fisico tedesco, fece una scoperta che avrebbe rivoluzionato il mondo della medicina. Mentre sperimentava con i tubi a raggi catodici, notò un bagliore fluorescente proveniente da uno schermo vicino. Incuriosito, continuò le sue indagini e scoprì che i raggi X erano in grado di penetrare la materia e di produrre immagini su una lastra fotografica. L'immagine più famosa di questo periodo è quella della mano di sua moglie, che mostra chiaramente le ossa. Era nata la radiologia.

La Prima Guerra Mondiale: campo di battaglia e terreno di innovazione

Durante la Grande Guerra, la necessità di localizzare rapidamente proiettili e schegge nel corpo dei soldati rese la radiologia uno strumento medico essenziale. Le "Piccole Curie", unità radiografiche mobili, furono dispiegate al fronte, segnando una tappa cruciale nel riconoscimento dell'importanza della radiologia nella cura dei pazienti.

Gli anni del dopoguerra: espansione e specializzazione

I decenni successivi videro una crescita esponenziale dell'uso dei raggi X in medicina. Le apparecchiature divennero più sofisticate, consentendo immagini di migliore qualità. La fluoroscopia fece la sua comparsa, offrendo immagini in tempo reale.

L'avvento della tomografia

Negli anni '70, la tomografia assiale computerizzata (TC) ha rivoluzionato la radiologia. Grazie all'uso dei computer, era ora possibile ottenere immagini tridimensionali del corpo, fornendo dettagli finora ineguagliati.

L'era della risonanza magnetica

Il decennio successivo vide l'introduzione della risonanza magnetica (MRI). Invece dei raggi X, la risonanza magnetica utilizza campi magnetici e onde radio per produrre immagini dettagliate, in particolare dei tessuti molli. La sua capacità di visualizzare il cervello e altri organi interni con una precisione eccezionale l'ha resa uno strumento prezioso.

Guardare al futuro: innovazione e nuovi orizzonti

Oggi la radiologia continua ad evolversi ad un ritmo mozzafiato. Nuove tecniche, come la risonanza magnetica funzionale (fMRI) e la tomografia ad emissione di positroni (PET), stanno aprendo nuovi orizzonti nella comprensione e nel trattamento delle malattie.

Guardando indietro, la traiettoria della radiologia è davvero sorprendente. Dai suoi umili inizi con i raggi X alla tecnologia all'avanguardia di oggi, riflette la nostra incessante ricerca di comprendere il corpo umano, di vedere l'invisibile e di fornire a tutti un'assistenza migliore e più efficace. La storia della radiologia è una testimonianza vivente della capacità dell'umanità di innovare e superare i propri limiti. E chi sa cosa ci riserverà il futuro?

L'infermiera di radiologia : Ruolo, responsabilità e giornata tipo

L'infermiera di radiologia è spesso l'anima nascosta del reparto, fornendo un collegamento essenziale tra la tecnologia e il paziente. La sua missione va oltre la semplice somministrazione di un'assistenza infermiera convenzionale. Si trova al centro di un ambiente tecnologico avanzato e il suo ruolo richiede tanto abilità clinica quanto umanità.

Il ruolo dell'infermiera di radiologia

Nel mondo della radiologia, l'infermiera è un perno centrale. Prepara il paziente per l'esame, ne assicura il comfort, a volte gestisce i prodotti di contrasto, monitora la sua salute durante la procedura e si prende cura di lui alla dimissione. Agisce anche come intermediario tra il paziente e il radiologo, traducendo informazioni complesse in termini semplici per rassicurare e informare il paziente.

Responsabilità chiave

Preparazione del paziente: L'infermiera raccoglie l'anamnesi, controlla che il paziente non abbia controindicazioni all'esame e spiega la procedura imminente.

Gestione degli agenti di contrasto: alcune radiografie richiedono l'uso di agenti di contrasto. L'infermiera controlla le allergie, a volte prepara e somministra questi prodotti e monitora eventuali reazioni.

Monitoraggio continuo: durante l'esame, l'infermiera monitora i segni vitali del paziente e interviene in caso di anomalie o disturbi.

Assistenza post-esame: dopo la visita, l'infermiera si assicura che il paziente si senta bene, dà consigli post-assistenziali se necessario e lo prepara per la partenza.

Una giornata tipo per un'infermiera di radiologia

8:00 - Arrivo e ispezione della sala di radiologia. Controlla le attrezzature e prepara le forniture per la giornata.

8.30 - Primo paziente visto. Colloquio pre-esame, preparazione e allestimento per la radiografia.

9.15 - Somministrazione di un agente di contrasto per una TAC. Monitoraggio del paziente durante l'esame.

10:00 - Gestione di un paziente ansioso. Discussione, rassicurazione e creazione di fiducia prima della risonanza magnetica.

11:30 - Pausa pranzo veloce.
12:00 - Assistenza durante una procedura interventistica, come una biopsia guidata dai raggi X.
13:30 - Assistenza post-esame per diversi pazienti.
14.15 - Formazione continua: apprendimento di una nuova tecnica o di una nuova apparecchiatura con il team.
15.00 - Accompagnare un bambino per una radiografia. Uso di tecniche di distrazione per facilitare l'esame.
16:30 - Ultimi pazienti della giornata.
17:00 - Pulizia e disinfezione della sala. Preparazione per il giorno successivo.
17:30 - Partenza.

Al di là di questi compiti, ciò che distingue gli infermieri di radiologia è la loro capacità di combinare l'esperienza tecnica con la competenza umana. Ogni paziente è unico, con le proprie preoccupazioni ed esigenze, e l'infermiere è lì per rendere la sua esperienza il più piacevole possibile. In un mondo in cui le macchine sono onnipresenti, l'essere umano rimane al centro di tutto. Ed è qui che l'infermiera di radiologia brilla davvero.

Il linguaggio della radiologia : Glossario dei termini e abbreviazioni essenziali

La radiologia ha un proprio gergo, una miscela di espressioni tecniche, termini medici e abbreviazioni. Per gli infermieri di radiologia, padroneggiare questo linguaggio è essenziale. Ecco una panoramica di alcuni termini e abbreviazioni chiave utilizzati nel lavoro quotidiano in radiologia.

Termini chiave :

Radiografia: tecnica di imaging medico che utilizza i raggi X per visualizzare l'interno del corpo, in particolare le ossa.

Scanner (o CT): tomografia assiale computerizzata. Tecnica di imaging che produce immagini tridimensionali del corpo.

RM: Risonanza magnetica. Tecnica che utilizza i campi magnetici per ottenere immagini dettagliate dei tessuti molli.

Fluoroscopia: una tecnica che utilizza i raggi X per visualizzare le strutture interne in tempo reale.

Prodotto di contrasto: sostanza somministrata al paziente per migliorare la visibilità di determinate strutture o fluidi durante la diagnostica per immagini.

Biopsia guidata: prelievo di un campione di tessuto con l'aiuto di una tecnica di imaging per individuare con precisione l'area interessata.

Abbreviazioni comuni :

AP: Antero-posteriore (direzione in cui i raggi X attraversano il corpo).

PA: Posteroanteriore (opposto di AP).

LL: Fiancheggiatore sinistro (vista laterale, lato sinistro).

RL: Laterale destro (vista laterale, lato destro).

DV: Dorso-ventrale (dalla schiena al ventre).

VD: Ventro-dorsale (dalla pancia alla schiena).

TDM: Tomodensitométrie (equivalente francese di TAC).

FOV: Campo visivo nella risonanza magnetica.

PACS: Sistema di archiviazione e comunicazione delle immagini.

TE: Tempo di eco (parametro della risonanza magnetica).

TR: Tempo di ripetizione (un altro parametro della risonanza magnetica).

È importante notare che l'elenco precedente non è esaustivo e che la radiologia è un campo in costante evoluzione. Nuovi termini e abbreviazioni vengono regolarmente introdotti con l'avvento di nuove tecnologie e tecniche.

La padronanza di questo lessico consente all'infermiera di radiologia di comunicare efficacemente con l'équipe medica, di comprendere le richieste e le esigenze specifiche degli esami e di spiegare chiaramente le procedure ai pazienti. È la chiave per navigare con sicurezza nell'affascinante ma talvolta confuso mondo della radiologia.

Capitolo 2

LA SICUREZZA PRIMA DI TUTTO

I principi della radioprotezione: perché è importante?

Nello scintillante mondo della radiologia, la radioprotezione è la sentinella silenziosa. Assicura che il miracolo di vedere attraverso il corpo umano non si trasformi in una maledizione per coloro che vi lavorano o per i pazienti che ne beneficiano. Comprendere l'importanza della radioprotezione è fondamentale per qualsiasi professionista che lavori in questo campo, soprattutto per gli infermieri di radiologia, che spesso sono il primo punto di contatto con i pazienti.

L'essenza della radioprotezione:
La radioprotezione, come suggerisce il nome, mira a proteggere dagli effetti nocivi delle radiazioni ionizzanti. Sebbene queste radiazioni siano utili per la diagnosi e per alcuni trattamenti, possono avere effetti deleteri sui tessuti biologici.
Perché è fondamentale:

Protezione del paziente: Un dosaggio errato o un'esposizione non necessaria alle radiazioni può aumentare il rischio di danni cellulari a lungo termine o di cancro.

Protezione del personale: gli operatori sanitari sono a rischio perché si trovano regolarmente in prossimità di fonti di radiazioni. Una protezione e una formazione adeguate riducono questo rischio.

Responsabilità legale ed etica: gli standard di radioprotezione sono regolati da leggi e direttive. Trascurarli può avere conseguenze legali ed etiche.
I tre principi fondamentali della radioprotezione:

Giustificazione: qualsiasi procedura medica che comporti l'esposizione alle radiazioni deve essere giustificata. Ciò significa che i benefici previsti per il paziente devono superare i rischi potenziali.

Ottimizzazione: l'esposizione deve essere la più bassa ragionevolmente raggiungibile (principio ALARA - "As Low As Reasonably Achievable"). Ciò significa utilizzare la minor quantità di radiazioni possibile per ottenere l'immagine richiesta, ottimizzando le impostazioni della macchina e utilizzando i dispositivi di protezione.

Limiti di dose: i limiti di esposizione sono stati fissati per garantire che nessuno, né paziente né professionista, sia esposto a livelli pericolosi di radiazioni.

La realtà quotidiana della radioprotezione:
La radioprotezione non è solo una questione di principio; è una realtà pratica nel lavoro quotidiano di un'infermiera di radiologia. Indossa un grembiule di piombo per proteggersi durante le procedure, sta dietro a schermi protettivi quando possibile, indossa un dosimetro per monitorare la sua esposizione personale e guida i pazienti per assicurarsi che siano posizionati e protetti correttamente.

La radioprotezione è un delicato gioco di equilibri tra necessità medica, protezione e responsabilità. Richiede una vigilanza costante e una formazione continua. Ma, in ultima analisi, garantisce che la radiologia, quella magica finestra sull'invisibile, rimanga una benedizione piuttosto che una minaccia per l'umanità.

Misure di sicurezza per gli operatori sanitari

Nonostante i suoi numerosi vantaggi diagnostici e terapeutici, la radiologia presenta dei rischi legati alle radiazioni ionizzanti. Gli operatori sanitari che lavorano in questo campo sono quindi esposti a questi pericoli. Garantire la loro sicurezza è una priorità assoluta. Ciò richiede non solo conoscenze, ma anche una serie di misure preventive e azioni concrete.

1. Comprendere i rischi:

Innanzitutto, è essenziale una comprensione approfondita dei pericoli associati alle radiazioni ionizzanti. Una formazione regolare sui rischi, sulle loro conseguenze e su come prevenirli è un punto di partenza essenziale.

2. Dosimetria personale :

Dosimetri: ogni professionista è dotato di un dosimetro personale che misura l'esposizione cumulativa alle radiazioni. Questi dosimetri vengono analizzati regolarmente per garantire che l'esposizione rimanga entro limiti accettabili.

Monitoraggio regolare: le letture dei dosimetri vengono monitorate attentamente e si interviene se un individuo si avvicina ai limiti di esposizione.

3. Utilizzo di dispositivi di protezione :

Grembiuli di piombo: questi grembiuli, spesso indossati durante gli esami a raggi X, proteggono dall'esposizione diretta.

Collari per la tiroide: proteggono la ghiandola tiroidea, che è particolarmente sensibile alle radiazioni.

Occhiali al piombo: Per proteggere gli occhi, un'altra area sensibile.

Schermi protettivi: nelle sale visita, spesso si utilizzano schermi o divisori al piombo per proteggere il personale che non deve trovarsi nelle immediate vicinanze del paziente.

4. Distanziamento e posizionamento :

Si tenga il più lontano possibile dalla fonte di radiazioni quando è in servizio, rispettando la regola del quadrato inverso: il raddoppio della distanza riduce l'esposizione di un fattore quattro.

Utilizza le tecniche di imaging a distanza o l'automazione, se disponibili.

5. Ridurre al minimo il tempo di esposizione :
   - Riduca il tempo trascorso vicino alla fonte di radiazioni.
   - Pianificare le procedure per ridurre al minimo l'esposizione non necessaria.
6. Ottimizzazione delle apparecchiature radiologiche :
   - Manutenzione regolare delle apparecchiature per assicurarne il buon funzionamento.
   - Formazione continua sull'uso delle macchine, per garantire che le dosi somministrate siano le più basse possibili, mantenendo una qualità d'immagine ottimale.
7. Protocolli di emergenza:
   - Avere dei protocolli chiari in caso di incidenti o inconvenienti radiologici, per garantire una risposta rapida ed efficace.
8. Ambiente di lavoro sicuro:
   - Progettazione delle sale radiologiche per massimizzare la protezione: pareti sigillate, segnali luminosi che indicano quando l'apparecchiatura è in funzione, aree chiaramente definite per il personale e i pazienti.
9. Consapevolezza e comunicazione :
   - Incoraggiare il dialogo aperto all'interno del team sulle migliori pratiche, sui problemi di sicurezza e sulle innovazioni.
   - Promuovere una cultura della sicurezza in cui ogni membro si senta responsabile della protezione di tutti gli altri.

In breve, la sicurezza in radiologia è una combinazione di conoscenze, preparazione, attrezzature e cultura. Ogni professionista sanitario della radiologia è il custode della propria sicurezza e di quella dei suoi colleghi. Adottando e rispettando queste misure, garantisce che la radiologia rimanga uno strumento potente per la cura dei pazienti, preservando al contempo il proprio benessere.

Precauzioni per i pazienti: Gravidanza, bambini e casi speciali

La radiologia, nelle sue varie applicazioni, è uno strumento diagnostico e terapeutico inestimabile. Tuttavia, alcune popolazioni, a causa della loro vulnerabilità, richiedono un'attenzione particolare. Garantire la loro sicurezza e il loro benessere richiede una comprensione approfondita e misure appropriate.

Gravidanza:

La gravidanza è un momento cruciale in cui l'esposizione alle radiazioni ionizzanti deve essere ridotta al minimo, poiché il feto è particolarmente sensibile.

Comunicazione: è fondamentale informare gli operatori sanitari di qualsiasi possibilità di gravidanza prima di un esame radiologico.

Valutazione benefici-rischi: se è necessario un esame, viene effettuata un'attenta valutazione dei benefici rispetto ai rischi potenziali.

Tecniche alternative: laddove possibile, vengono presi in considerazione metodi di imaging non ionizzanti, come gli ultrasuoni o la risonanza magnetica.

Protezione mirata: se è indispensabile un esame a raggi X, si utilizza una protezione specifica per l'addome, per ridurre al minimo l'esposizione del feto.

I bambini:

A causa della loro rapida crescita e della lunga aspettativa di vita, i bambini sono più a rischio di effetti a lungo termine delle radiazioni.

Dosaggio appropriato: l'apparecchiatura è regolata per somministrare la dose più bassa possibile, pur garantendo un'immagine di qualità.

Limitare gli esami: Vengono eseguiti solo gli esami assolutamente necessari.

Protezione e immobilizzazione: si utilizzano protezioni specifiche e si possono impiegare tecniche di immobilizzazione delicate per evitare che il bambino si muova durante l'esame.

Supporto: Quando è sicuro farlo, un genitore o un tutore può essere presente per rassicurare il bambino.

Casi speciali :

Ci sono molti altri scenari che richiedono precauzioni speciali.

Pazienti con dispositivi impiantabili: le persone con pacemaker, pompe di insulina o altri dispositivi elettronici impiantabili devono essere valutate prima di alcuni esami, in particolare la risonanza magnetica, a causa del rischio di interferenze.

Allergie : Prima di somministrare i prodotti di contrasto, è fondamentale valutare l'anamnesi allergica del paziente.

Compromissione renale: alcuni mezzi di contrasto possono influire sulla funzione renale. Per questi pazienti è necessaria una valutazione preventiva.

Pazienti con mobilità ridotta: vengono utilizzate attrezzature e tecniche adattate per facilitare la loro esperienza durante gli esami.

L'essenza di queste precauzioni è garantire la sicurezza del paziente, massimizzando i benefici diagnostici o terapeutici della radiologia. Ogni paziente è unico e un approccio personalizzato, basato su una comunicazione efficace e su una comprensione approfondita dei rischi, garantirà la massima qualità dell'assistenza.

Capitolo 3

ATTREZZATURA
E
LE TECNOLOGIE
IMPIEGATE

Comprendere i diversi tipi di imaging: raggi X, TAC, risonanza magnetica, ultrasuoni, ecc.

La radiologia comprende una moltitudine di tecniche di imaging, ciascuna con caratteristiche, vantaggi e indicazioni specifiche. Per gli operatori sanitari, e in particolare per gli infermieri di radiologia, la comprensione di queste diverse modalità è essenziale per garantire un'assistenza ottimale.

1. Raggi X :
   - **Principio: la** radiografia utilizza i raggi X, una forma di radiazione ionizzante, per produrre immagini bidimensionali.
   - **Uso:** molto comune per visualizzare ossa, polmoni, cuore e altri organi.
   - **Vantaggi:** veloce, facilmente accessibile e relativamente poco costoso.
   - **Precauzioni: a causa delle** radiazioni coinvolte, è essenziale una protezione adeguata.
2. Tomografia computerizzata (TC o scanner) :
   - **Principio:** anche lo scanner utilizza i raggi X, ma cattura una serie di immagini da diverse angolazioni per produrre immagini tridimensionali o 'a fette' del corpo.
   - **Uso:** ricerca di tumori, emorragie, ferite, ecc.
   - **Vantaggi:** fornisce immagini dettagliate dei tessuti molli, delle ossa e dei vasi sanguigni.
   - **Precauzioni :** Più radiazioni rispetto alla radiografia standard.
3. Risonanza magnetica (MRI) :
   - **Principio:** utilizza un potente campo magnetico e onde radio per ottenere immagini del corpo.
   - **Applicazioni:** esamina il cervello, il midollo spinale, le articolazioni e altri tessuti molli.

Vantaggi: nessuna radiazione ionizzante e immagini estremamente dettagliate.

Precauzioni: I pazienti con dispositivi metallici o elettronici devono essere valutati prima dell'esame.

4. Ultrasuoni :

Principio: utilizza le onde sonore per produrre immagini del corpo.

Uso: si usa comunemente per esaminare il feto durante la gravidanza, così come il cuore, i vasi sanguigni, la tiroide, ecc.

Vantaggi: sicuro, non invasivo e senza radiazioni ionizzanti.

Precauzioni: Dipende molto dall'abilità dell'operatore.

5. Medicina nucleare :

Principio: i pazienti ricevono una piccola quantità di materiale radioattivo, che emette raggi gamma catturati da una speciale telecamera.

Applicazioni: valutazione della funzione degli organi, rilevamento di alcune forme di cancro.

Vantaggi: permette di osservare le funzioni biologiche.

Precauzioni: richiede l'iniezione di un radiotracciante.

6. Angiografia :

Principio: tecnica di imaging che utilizza un mezzo di contrasto per visualizzare i vasi sanguigni.

Uso: per cercare anomalie vascolari, come aneurismi o ostruzioni.

Vantaggi: immagini chiare dei vasi.

Precauzioni : Utilizzo di raggi X, necessità di inserire un catetere.

7. Densitometria ossea (DXA) :

Principio: misura la densità minerale ossea per valutare la forza delle ossa.

Usi: diagnosi dell'osteoporosi.

Vantaggi: Facile e veloce.

Precauzioni: Utilizzi una dose bassa di raggi X.

Ognuna di queste modalità di imaging ha il suo posto nel panorama diagnostico e terapeutico. La scelta della tecnica dipenderà dalla condizione medica, dai vantaggi e dagli svantaggi di ciascun metodo e dalle esigenze specifiche del paziente. Una conoscenza approfondita di questi strumenti consentirà agli operatori sanitari di ottimizzare l'assistenza e di garantire la sicurezza e il comfort del paziente.

Manutenzione e controlli quotidiani: l'importanza attrezzatura operativa

La radiologia è un mondo medico in cui la tecnologia regna sovrana. Dalle semplici radiografie alle complesse risonanze magnetiche, ogni macchina è un capolavoro di ingegneria, che combina fisica, elettronica e computer per produrre immagini del corpo umano. Tuttavia, come tutte le apparecchiature complesse, queste macchine richiedono una manutenzione regolare per funzionare al massimo delle prestazioni. Ecco perché la manutenzione e i controlli quotidiani sono essenziali.

Un problema di sicurezza:
Prima di tutto, il problema è quello della sicurezza. Un'apparecchiatura radiografica difettosa può mettere a rischio i pazienti e il personale, sia per l'eccessiva esposizione alle radiazioni, sia per gli errori diagnostici dovuti a immagini di scarsa qualità, sia per gli incidenti fisici legati a malfunzionamenti meccanici.

Diagnosi affidabile :
La qualità dell'immagine è al centro della radiologia. Una macchina con scarsa manutenzione può produrre immagini sfocate, scolorite o distorte, che possono portare a diagnosi errate. Una manutenzione regolare garantisce

l'accuratezza e la chiarezza delle immagini, che sono essenziali per una diagnosi corretta.

Durata dell'apparecchiatura:
Le macchine a raggi X rappresentano un investimento finanziario considerevole per le strutture sanitarie. Assicurare la loro manutenzione significa garantirne la longevità e massimizzare il ritorno sull'investimento. Inoltre, un guasto inaspettato può avere gravi conseguenze, sia in termini finanziari che in termini di pianificazione e assistenza ai pazienti.

Responsabilità legale e standard:
Le apparecchiature radiologiche sono soggette a standard rigorosi stabiliti dalle autorità di regolamentazione. Il mancato rispetto di questi standard, anche involontariamente, può comportare gravi sanzioni legali. I controlli quotidiani e la manutenzione regolare garantiscono la conformità delle apparecchiature a questi standard.

Come garantire l'attrezzatura operativa :

- **Controlli quotidiani:** prima dell'inizio di ogni sessione, è essenziale eseguire una serie di test di routine per assicurarsi che tutto funzioni correttamente.

- **Programmi di manutenzione preventiva:** oltre ai controlli quotidiani, l'apparecchiatura deve essere sottoposta a ispezioni regolari da parte di tecnici specializzati, per assicurarne il corretto funzionamento.

- **Formazione continua:** il personale deve essere formato non solo sull'uso dell'apparecchiatura, ma anche sul rilevamento dei segnali di allarme che indicano un potenziale problema.

- **Documentazione:** tenere un registro dettagliato di tutti gli interventi, la manutenzione e i controlli è essenziale per garantire la tracciabilità e soddisfare gli standard di conformità.

La manutenzione e i controlli quotidiani delle apparecchiature radiologiche sono molto più di una semplice casella da spuntare. Sono un imperativo per garantire la sicurezza del paziente, la qualità dell'assistenza, la durata delle apparecchiature e la conformità agli standard. Per l'infermiera di radiologia, avere una macchina operativa significa avere un alleato affidabile nella battaglia quotidiana per la salute del paziente.

Innovazioni recenti
e il futuro tecnologico della radiologia

Dalla sua nascita con la scoperta dei raggi X da parte di Wilhelm Conrad Röntgen nel 1895, la radiologia non ha mai smesso di evolversi, attingendo ai progressi tecnologici per superare i confini dell'imaging medico. Sebbene ogni decennio abbia portato la sua parte di rivoluzioni, gli ultimi anni sono stati particolarmente ricchi di innovazioni. Diamo un'occhiata ai recenti progressi e al promettente futuro della radiologia.

1. Radiologia digitale :
Sebbene il passaggio dalla radiologia analogica a quella digitale non sia un'innovazione estremamente recente, la sua adozione diffusa ha trasformato il modo in cui le immagini vengono acquisite, archiviate e condivise. Le immagini digitali offrono una migliore qualità, sono più facili da archiviare e possono essere condivise istantaneamente in tutto il mondo.

2. Intelligenza Artificiale (AI):
L'IA è senza dubbio la rivoluzione tecnologica più significativa nella radiologia degli ultimi anni. Consente di:

Analisi delle immagini: l'AI può aiutare a identificare le anomalie su radiografie, TAC o risonanze magnetiche, spesso con una precisione pari o superiore a quella umana.

Gestione del flusso di lavoro: l'AI può ottimizzare i programmi, ordinare i casi in base all'urgenza e migliorare la gestione dei pazienti.

3. Radiomica :

La radiomica mira ad estrarre una vasta quantità di informazioni dalle immagini mediche, molto al di là di ciò che l'occhio umano può percepire. Questi dati possono essere utilizzati per comprendere meglio le malattie, prevederne l'evoluzione e personalizzare i trattamenti.

4. Imaging ibrido:

La combinazione di diverse modalità di imaging, come la PET-CT o la PET-MRI, fornisce informazioni funzionali e anatomiche. Questo approccio multimodale offre una visione più completa delle patologie.

5. I progressi della risonanza magnetica:

Tecniche come la risonanza magnetica funzionale (fMRI), che misura e mappa l'attività cerebrale, e la risonanza magnetica di diffusione, che valuta la struttura dei tessuti, stanno aprendo nuovi orizzonti nella neuroimmagine e nell'oncologia.

6. Realtà aumentata e virtuale:

Queste tecnologie offrono la possibilità di sovrapporre le immagini radiologiche al campo reale del chirurgo durante un'operazione, guidando così l'intervento con una precisione senza pari.

Il futuro della tecnologia :

Miniaturizzazione: il futuro potrebbe vedere dispositivi sempre più compatti, rendendo l'imaging medico accessibile anche in aree remote.

Tecniche non invasive: l'obiettivo è ridurre o addirittura eliminare l'esposizione alle radiazioni ionizzanti.

Interconnessione delle apparecchiature: nell'era del "tutto connesso", le apparecchiature radiologiche potrebbero essere integrate in reti più ampie per migliorare il coordinamento delle cure.

L'innovazione in radiologia non riguarda solo la tecnologia. Si tratta di una ricerca continua per migliorare l'assistenza ai pazienti, spostare i confini di ciò che possiamo 'vedere' e 'capire' del corpo umano e trasformare la diagnosi e il trattamento delle malattie. Per gli operatori sanitari, tenersi aggiornati su questi sviluppi è essenziale per fornire la migliore assistenza possibile.

Capitolo 4

PREPARAZIONE DEL PAZIENTE E PROCEDURE

Accettazione e valutazione del paziente: La prima impressione conta

Il primo incontro tra un paziente e l'infermiera di radiologia è molto più di una semplice formalità. È una fase cruciale che getta le basi per un rapporto di fiducia tra paziente e professionista sanitario. Dalla calorosa accoglienza alla valutazione preliminare, ogni dettaglio conta. Nel mondo della radiologia, dove i pazienti possono essere ansiosi di fronte a macchine impressionanti e diagnosi incerte, la prima impressione è ancora più importante.

1. L'importanza di un'accoglienza calorosa:
Un sorriso, una stretta di mano, una presentazione chiara: questi semplici gesti creano un clima di fiducia. I pazienti devono sentirsi riconosciuti, rispettati e sicuri fin dal momento in cui entrano nel reparto di radiologia. L'umanità che si cela dietro la maschera professionale è essenziale per rassicurare e tranquillizzare il paziente.

2. La comunicazione: la chiave per una valutazione di successo:

> **Ascolto attivo:** l'Infermiera deve essere attenta alle preoccupazioni, alle domande e ai sentimenti del paziente. L'ascolto è uno strumento prezioso per comprendere le aspettative del paziente e identificare eventuali preoccupazioni.

> **Domande aperte:** Piuttosto che fare domande chiuse che richiedono risposte "sì" o "no", l'infermiera dovrebbe incoraggiare il paziente a condividere di più, facendo domande aperte.

3. Spiegazione chiara delle procedure:
L'ignoto è spesso fonte di ansia. Spiegando chiaramente cosa il paziente può aspettarsi, l'infermiera demistifica il processo e riduce l'apprensione. Possono essere utili anche opuscoli o video esplicativi.

4. Valutazione medica preliminare:
Prima di qualsiasi esame radiologico, è necessaria una

valutazione preliminare per garantire che il paziente sia idoneo a sottoporsi alla procedura. Questo include:

- **Anamnesi medica:** deve essere identificata qualsiasi anamnesi rilevante, come un intervento chirurgico recente, allergie o una potenziale gravidanza.
- **Controindicazioni:** Per alcune procedure, possono esistere delle controindicazioni, come la presenza di impianti metallici per una risonanza magnetica.

5. Gestire l'ansia del paziente:

Non è raro che i pazienti si sentano ansiosi prima di un esame radiologico. Alcune strategie possono aiutare:

- **Tecniche di rilassamento: ai** pazienti possono essere insegnate semplici tecniche di respirazione o di visualizzazione per aiutarli a rilassarsi.
- **Creare un ambiente rilassante:** Una sala d'attesa piacevole, musica soft o immagini rilassanti possono aiutare a distendere l'atmosfera.

6. Riservatezza e dignità :

Il rispetto della riservatezza è essenziale. L'infermiera deve garantire che le informazioni mediche siano trattate con la massima attenzione e che il paziente si senta a suo agio e rispettato durante la procedura.

L'accoglienza e la valutazione dei pazienti di radiologia sono momenti delicati che richiedono finezza, empatia e professionalità. La prima impressione, come si dice, è quella che rimane. Per l'infermiere di radiologia, si tratta di un'opportunità unica per stabilire un rapporto di fiducia, rassicurare il paziente e garantire che l'esame si svolga senza problemi.

Preparazione a vari esami: Quello che ogni infermiera deve sapere

La radiologia è un campo vasto e vario, che comprende una moltitudine di esami che vanno dalla radiografia standard alla risonanza magnetica avanzata. Una preparazione adeguata del paziente è essenziale per garantire non solo la sicurezza del paziente, ma anche la qualità dell'immagine. Ecco cosa deve sapere ogni infermiera di radiologia per preparare al meglio i pazienti ai diversi tipi di esami.

1. Radiografia standard (raggi X) :

   Preparazione dell'abbigliamento: il paziente deve rimuovere eventuali gioielli, occhiali o oggetti metallici che potrebbero interferire con l'immagine.

   Posizionamento: occorre prestare particolare attenzione al posizionamento del paziente per ottenere la migliore immagine possibile.

2. Tomografia computerizzata (TC o scanner) :

   Digiuno: se deve essere utilizzato un mezzo di contrasto, il paziente potrebbe dover digiunare per diverse ore prima dell'esame.

   Allergie: è fondamentale verificare se il paziente ha delle allergie, in particolare allo iodio, utilizzato in alcuni prodotti di contrasto.

   Idratazione: incoraggiare il paziente a bere acqua può aiutare a eliminare il mezzo di contrasto dopo l'esame.

3. Risonanza magnetica (MRI) :

   Sicurezza: è fondamentale assicurarsi che il paziente non abbia impianti metallici o altri dispositivi che potrebbero essere influenzati dal campo magnetico.

   Ansia: la risonanza magnetica può essere rumorosa e confinante, quindi è importante preparare i pazienti all'esperienza e offrire loro un supporto se si sentono ansiosi.

4. Ultrasuoni :

   Preparazione specifica: a seconda dell'area del corpo da esaminare, il paziente potrebbe dover bere acqua o digiunare.

Abbigliamento adeguato: è preferibile indossare indumenti facili da togliere o da sollevare per facilitare l'accesso all'area da esaminare.

5. Radiografia e angiografia interventistica:

Digiuno: i pazienti devono spesso digiunare prima della procedura.

Consenso informato: prima di qualsiasi procedura interventistica, è fondamentale ottenere il consenso del paziente dopo aver spiegato i rischi e i benefici.

6. Mammografia :

Eviti i deodoranti: Alcuni deodoranti o polveri possono interferire con la qualità dell'immagine. È quindi consigliabile evitare di indossarli il giorno dell'esame.

Preparazione emotiva: questo esame può essere scomodo e ansiogeno per alcune donne, quindi il supporto emotivo e la comunicazione chiara sono essenziali.

7. Scintigrafia e PET:

Farmaci: Alcuni farmaci possono influenzare il risultato dell'esame. È quindi importante controllare l'elenco dei trattamenti del paziente.

Digiuno: il digiuno è spesso richiesto prima di questi esami.

Una preparazione adeguata del paziente è essenziale per garantire il successo di ogni esame radiologico. Oltre alle loro competenze tecniche, gli infermieri di radiologia devono essere buoni ascoltatori, buoni insegnanti e adattabili alle esigenze specifiche di ogni paziente e di ogni esame.

Gestione del dolore e dello stress: l'umanità dietro ogni immagine

Al di là dei suoi progressi tecnologici, la radiologia è un'arte che unisce scienza e umanità. I pazienti che varcano le porte di un reparto di radiologia portano con sé molto più dei semplici sintomi fisici. Paura, ansia, apprensione, a volte anche dolore, sono tutte emozioni e sensazioni che devono essere prese in considerazione. È qui che entra in gioco l'infermiera, non solo come professionista della salute, ma anche come supporto emotivo e umano.

1. Riconoscere il dolore :

    Valutazione oggettiva: utilizzare le scale del dolore per quantificare il livello di dolore del paziente.

    Ascolto attivo: il dolore è soggettivo e la descrizione del paziente è essenziale per una valutazione accurata.
2. Tecniche non farmacologiche:

    Distrazione: offrire musica, video o persino occhiali VR per intrattenere il paziente durante la procedura.

    Respirazione profonda e tecniche di rilassamento: semplici tecniche possono aiutare a ridurre l'ansia e il dolore.
3. Approccio farmacologico :

    Somministrazione di analgesici: a seconda del livello di dolore e dell'anamnesi del paziente.

    Sedazione: in casi specifici, può essere presa in considerazione una leggera sedazione per garantire il comfort del paziente.
4. Gestione dello stress e dell'ansia:

    Preparazione psicologica: spiegare chiaramente l'imminente procedura può spesso disinnescare molte paure.

Una presenza rassicurante: La semplice presenza, l'attenzione e il tocco premuroso dell'infermiera possono ridurre notevolmente i livelli di stress.

5. Formazione continua :

Tenersi aggiornati: La gestione del dolore è un campo in costante evoluzione. Gli infermieri devono tenersi aggiornati su nuove tecniche e approcci.

Scambi con i colleghi: condividere esperienze e consigli con i suoi colleghi arricchisce le sue pratiche.

6. L'importanza del follow-up :

Dopo la procedura: verificare sempre come si sente il paziente. A volte può essere necessario un debriefing, soprattutto se il paziente non ha gradito l'esame.

Feedback: incoraggiare i pazienti a condividere le loro esperienze per migliorare continuamente il servizio.

Sebbene la radiologia sia incentrata sulla diagnostica per immagini, deve soprattutto rimanere una pratica incentrata sul paziente. Ogni immagine racconta la storia di un individuo, con le sue paure, le sue speranze e talvolta il suo dolore. In qualità di infermiera di radiologia, riconoscere e gestire questi elementi è essenziale quanto padroneggiare gli aspetti tecnici della professione. È questa alchimia di abilità e compassione che rende la professione così ricca.

Capitolo 5

EMERGENZE ED EVENTI IMPREVISTI

Reagire alle reazioni allergiche e le emergenze mediche

La radiologia, pur essendo principalmente un campo diagnostico, non è priva di rischi. La possibilità di una reazione allergica agli agenti di contrasto, di malessere o di altre emergenze mediche richiede una preparazione adeguata da parte del team, in particolare dell'infermiera, che spesso è la prima linea di risposta in caso di complicazioni.

1. Comprendere gli agenti coinvolti:

    Prodotti di contrasto: sebbene siano rare, possono verificarsi reazioni allergiche. È essenziale essere consapevoli dei segni di una reazione allergica, sia lieve (eruzioni cutanee, prurito) che grave (shock anafilattico).

    Altri farmaci : Alcuni pazienti possono avere reazioni inaspettate ad altri farmaci utilizzati in radiologia.

2. Valutazione pre-esame:

    Anamnesi medica: chiedere sistematicamente al paziente eventuali allergie note e la storia di reazioni a prodotti di contrasto o farmaci.

    Preparazione adeguata: in alcuni casi, può essere presa in considerazione una premedicazione antistaminica.

3. Riconoscimento rapido dei segni:

    Osservazione: osservare i segni di distress respiratorio, eruzioni cutanee, cambiamenti di colore della pelle e qualsiasi alterazione della coscienza.

    Ascoltare: i disturbi del paziente, come prurito o bruciore, possono essere i primi segnali di una reazione.

4. Protocollo di intervento :

    Allarme: informare immediatamente il radiologo e il team medico.

Primo soccorso: a seconda della gravità, questo può variare dalla somministrazione di un antistaminico alle misure di rianimazione, come la somministrazione di adrenalina in caso di shock anafilattico.

Strumenti a portata di mano: avere sempre un carrello di emergenza ben attrezzato e facilmente accessibile, contenente farmaci di emergenza, attrezzature per la rianimazione e un defibrillatore.

5. Dopo l'emergenza :

Monitoraggio: in seguito a una reazione, il paziente deve essere monitorato attentamente finché non si stabilizza.

Documentazione: tutti gli incidenti devono essere meticolosamente documentati nella cartella clinica del paziente.

Debriefing: riunire il team per discutere dell'incidente, valutare la risposta e vedere se ci sono aree di miglioramento.

6. Formazione continua :

Aggiornamenti regolari: le raccomandazioni e i protocolli possono evolvere. Gli infermieri devono assicurarsi di tenersi aggiornati sulle migliori pratiche.

Simulazioni di emergenza: organizzare regolarmente simulazioni di emergenza per garantire che l'intero team sia preparato a reagire in modo rapido ed efficace.

Ogni secondo conta in un'emergenza medica. Per l'infermiera di radiologia, la capacità di reagire in modo rapido e appropriato può fare la differenza tra un esito benigno e una situazione potenzialmente tragica. L'importanza di una formazione regolare, di un team ben preparato e di una vigilanza costante non può essere sottovalutata.

Gestione dei casi di trauma
e le emergenze radiologiche

La radiologia d'urgenza è un settore in cui ogni minuto può essere cruciale. I pazienti che subiscono traumi o altre situazioni di emergenza spesso richiedono una diagnostica per immagini rapida per valutare l'entità delle lesioni e guidare la gestione. L'infermiera svolge un ruolo centrale in questo ambito, fungendo da collegamento tra il paziente, l'équipe medica di emergenza e il radiologo.

1. Valutazione rapida :
   - **Triage:** distinguere tra i casi che richiedono un intervento immediato e altri casi meno urgenti.
   - **Comunicazione con il medico d'urgenza:** comprendere rapidamente le esigenze e le priorità di ogni paziente.
2. Preparare il paziente:
   - **Stabilizzazione:** in alcuni casi, possono essere necessarie misure di emergenza (come l'immobilizzazione) prima dell'imaging.
   - **Informazioni essenziali:** recuperare rapidamente le informazioni rilevanti (tipo di trauma, aree di dolore, storia medica).
3. Scelta della modalità di imaging:
   - **Radiografia standard:** spesso è il primo passo per valutare fratture o altre lesioni ossee.
   - **TC (tomografia computerizzata):** Viene utilizzata per una valutazione dettagliata del trauma, in particolare cranico, toracico o addominale.
   - **Risonanza magnetica:** meno comune nelle situazioni di emergenza, ma può essere utilizzata per lesioni specifiche, in particolare quelle neurologiche.

4. Durante l'esame :

Sicurezza: assicurarsi che il paziente sia al sicuro durante l'esame, in particolare se è incosciente o confuso.

Monitoraggio: monitorare i segni vitali e il dolore del paziente ed essere pronti a intervenire se le sue condizioni cambiano.

5. Dopo l'esame :

Trasferimento del paziente: a seconda dei risultati, il paziente può richiedere un intervento chirurgico, il ricovero in ospedale o altre cure.

Comunicazione: trasmettere i risultati al medico o al chirurgo d'urgenza in modo conciso e chiaro.

6. In caso di emergenza radiologica:

Contaminazione: in caso di emergenza radiologica (come l'esposizione accidentale alle radiazioni), è essenziale seguire i protocolli di decontaminazione e garantire la sicurezza di tutti.

Collaborazione con gli esperti: in caso di incidente radiologico, è fondamentale una stretta collaborazione con i fisici medici e gli esperti di radioprotezione.

7. Formazione continua e simulazioni:

Formazione regolare: si assicuri che tutti i team siano formati per rispondere efficacemente alle emergenze e che abbiano familiarità con i protocolli.

Simulazioni di emergenza: organizzare situazioni simulate per testare e migliorare le risposte in tempo reale.

La gestione dei casi di trauma e delle emergenze radiologiche richiede la capacità di agire in modo rapido ed efficace, mantenendo la sicurezza e il benessere del paziente. Gli infermieri di radiologia sono spesso in prima linea in questa gestione e devono possedere una miscela unica di competenze tecniche e umane per affrontare le sfide di queste situazioni.

Importanza della formazione continua e simulazioni di emergenza

Nel mondo in continua evoluzione della radiologia, il ruolo dell'infermiera va oltre la semplice esecuzione delle procedure e comprende una serie di responsabilità che richiedono un aggiornamento regolare delle conoscenze e delle competenze. Inoltre, in un contesto di emergenza, una preparazione adeguata può letteralmente fare la differenza tra la vita e la morte.

1. Una professione in costante evoluzione:

Tecnologie emergenti : Con l'avvento di nuove modalità di imaging e di tecniche innovative, è essenziale tenersi aggiornati per offrire la migliore assistenza possibile.

Nuove metodologie: I protocolli e i metodi cambiano con il progredire della ricerca, garantendo un'assistenza più sicura ed efficace.

2. La simulazione come strumento di apprendimento:

Scenari: le simulazioni offrono un ambiente sicuro per esercitarsi in situazioni di emergenza, senza rischi per i pazienti.

Feedback: dopo una simulazione, il feedback viene utilizzato per comprendere meglio gli errori, adattare le tecniche e migliorare le risposte future.

3. Protezione dalle radiazioni :

Ultime raccomandazioni: Con lo sviluppo della ricerca, potrebbero emergere nuove raccomandazioni per la radioprotezione.

Buona pratica: la formazione continua assicura che l'infermiera utilizzi sempre le tecniche a minor intensità di radiazioni possibile, pur ottenendo immagini di alta qualità.

4. L'importanza delle soft skills:
  - **Comunicazione:** sapere come e quando comunicare in modo efficace, soprattutto in situazioni di stress, è un'abilità essenziale.
  - **Lavoro di squadra: le** simulazioni di emergenza possono aiutare a rafforzare la coesione del team e a migliorare la collaborazione interprofessionale.
5. Prepararsi a situazioni rare ma critiche:
  - **Reazioni allergiche gravi, complicazioni:** sebbene queste situazioni siano rare, una risposta inadeguata può avere conseguenze gravi. Le simulazioni aiutano a garantire una risposta rapida e appropriata.
  - **Casi specifici:** ad esempio, come gestire un paziente pediatrico in crisi, o come rispondere a un incidente radiologico.
6. Promuovere la professione:
  - **Riconoscimento professionale:** l'impegno nella formazione continua dimostra l'eccellenza professionale.
  - **Garanzia per il paziente: I** pazienti sono rassicurati dalla consapevolezza che la loro Infermiera è regolarmente formata e preparata per le emergenze.

La formazione continua e le simulazioni di emergenza non sono semplicemente dei supplementi alla formazione iniziale di un infermiere di radiologia. Sono elementi essenziali per garantire la sicurezza, l'efficienza e l'eccellenza dell'assistenza fornita. In un mondo medico sempre più complesso e specializzato, aggiornarsi ed esercitarsi regolarmente sta diventando una necessità assoluta, se vogliamo offrire il meglio a ogni paziente.

Capitolo 6

PROGRESSI TECNOLOGICI E RICERCA

Le ultime innovazioni nell'imaging medico

L'imaging medico è sempre stato all'avanguardia della tecnologia, spingendo costantemente indietro i confini di ciò che possiamo vedere e capire del corpo umano. Ogni progresso offre nuove intuizioni, migliora l'accuratezza diagnostica, riduce i rischi per i pazienti e apre la strada a nuovi metodi di trattamento. Ecco una panoramica delle recenti innovazioni in questo campo entusiasmante.

1. Radiografia digitale avanzata :

   Sensori più sensibili: riduzione delle dosi di radiazioni necessarie per ottenere un'immagine chiara.

   Elaborazione avanzata delle immagini: algoritmi avanzati per migliorare il rilevamento dei dettagli.
2. Tomografia computerizzata spettrale (TC) :

   Maggiore dettaglio: utilizzando più spettri energetici, questa tecnologia può differenziare i tessuti in modo più preciso, aiutando a distinguere il sangue dai coaguli, ad esempio.
3. Risonanza magnetica ad alto campo (MRI) :

   Maggiore risoluzione: i magneti più potenti consentono una visualizzazione più dettagliata delle strutture interne, particolarmente utile per il cervello e le articolazioni.

   Risonanza magnetica funzionale in tempo reale: monitoraggio dei cambiamenti dell'attività cerebrale quasi in tempo reale.
4. Ecografia portatile :

   Dispositivi compatti: Le innovazioni hanno portato a dispositivi ultraportatili che possono essere utilizzati al capezzale del paziente, nelle aree rurali o durante le operazioni sul campo.

5. Tomografia ibrida a emissione di positroni (PET) :

   Combinazione con altre tecniche: la combinazione della PET con la TAC o la risonanza magnetica offre un'imaging combinato metabolico e anatomico per una precisa localizzazione delle aree di attività.

6. Intelligenza artificiale e apprendimento automatico:

   Interpretazione delle immagini: l'AI può aiutare a rilevare anomalie che l'occhio umano potrebbe non notare e suggerire possibili diagnosi.

   Ottimizzazione della procedura: utilizzare l'intelligenza artificiale per regolare i parametri di imaging in tempo reale, massimizzando la qualità e minimizzando la dose di radiazioni.

7. Radiologia interventistica :

   Trattamenti guidati da immagini: tecniche minimamente invasive per trattare condizioni come tumori, aneurismi o ostruzioni vascolari.

8. Imaging molecolare :

   Oltre l'anatomia: visualizzazione dei processi biologici su scala molecolare, consentendo una comprensione più approfondita delle malattie e delle risposte al trattamento.

Queste innovazioni nell'imaging medico stanno trasformando non solo il modo in cui i medici vedono e comprendono il corpo umano, ma anche il modo in cui diagnosticano e trattano le malattie. La combinazione di tecnologie avanzate, algoritmi intelligenti e formazione approfondita assicura che l'imaging medico continuerà a svolgere un ruolo centrale nell'assistenza ai pazienti per gli anni a venire.

Partecipare alla ricerca clinica: perché e come?

La ricerca clinica è una delle pietre miliari del progresso medico. È il processo attraverso il quale vengono testate e valutate nuove terapie, farmaci, dispositivi medici e procedure per garantirne la sicurezza e l'efficacia. Per gli infermieri di radiologia, comprendere la ricerca clinica e prendere in considerazione la possibilità di parteciparvi può arricchire la loro pratica professionale.

1. Perché partecipare alla ricerca clinica?

Migliorare l'assistenza ai pazienti: La ricerca clinica porta a nuove scoperte che possono migliorare l'assistenza al paziente e i risultati del trattamento.

Sviluppo della carriera: la partecipazione alla ricerca consente agli infermieri di ampliare le proprie competenze e di specializzarsi in aree all'avanguardia.

Contributo alla scienza: la ricerca clinica è essenziale per il progresso della medicina. Partecipare a questo processo contribuisce al progresso della scienza.

Reputazione professionale: le istituzioni che sono attivamente coinvolte nella ricerca sono spesso considerate leader nel loro campo.

2. Comprendere la ricerca clinica:

Tipi di ricerca: esistono diversi tipi di ricerca, tra cui studi osservazionali, studi clinici e studi interventistici.

Protocollo di ricerca: ogni studio è guidato da un protocollo rigoroso che descrive in dettaglio come verrà condotto.

Etica della ricerca: tutte le ricerche che coinvolgono esseri umani devono essere approvate da un comitato etico per garantire che siano etiche e sicure.

3. Come posso essere coinvolto nella ricerca clinica?

Formazione e istruzione: spesso è necessaria una formazione specifica nella ricerca clinica per comprendere il processo e le normative.

Trovare opportunità: gli ospedali, le università e le aziende private offrono spesso opportunità di ricerca.

Collaborazione: lavorare a stretto contatto con ricercatori, medici e altri operatori sanitari può aprire le porte a opportunità di ricerca.

4. Il ruolo degli infermieri di radiologia nella ricerca clinica:

Reclutamento dei pazienti: Identificare e avvicinare i pazienti che potrebbero essere idonei per determinati studi.

Raccolta dei dati: Si assicuri che tutti i dati siano raccolti in modo accurato e in conformità al protocollo.

Monitoraggio del paziente: Si assicuri che i pazienti siano al sicuro e riferisca eventuali effetti collaterali o problemi.

Educazione del paziente: Informare i pazienti sullo studio, sul suo scopo e su ciò che comporta.

5. Sfide e ricompense :

Sfide : La ricerca clinica può essere impegnativa in termini di tempo e risorse. Richiede rigore e attenzione ai dettagli.

Ricompense: oltre a contribuire al progresso medico, la ricerca offre l'opportunità di imparare, specializzarsi e collaborare con esperti del settore.

La ricerca clinica è un'area affascinante ed essenziale della medicina. Per gli infermieri di radiologia, intraprendere questo percorso non solo può arricchire la loro carriera, ma può anche dare un contributo significativo al miglioramento dell'assistenza ai pazienti e al progresso della scienza.

Il futuro della radiologia :
Progetti e aspirazioni

La radiologia si trova ad un crocevia entusiasmante della sua storia. Con l'intersezione di tecnologia, biologia e medicina, il suo futuro sembra illimitato. Guardando al futuro, diamo un'occhiata ai progetti e alle aspirazioni che potrebbero plasmare la prossima era della radiologia.

1. L'onnipresenza dell'intelligenza artificiale (AI) :

    Diagnosi assistita: l'AI può aiutare i radiologi a identificare le anomalie più sottili e a prevedere le tendenze patologiche prima che diventino evidenti.

    Flusso di lavoro ottimizzato: grazie all'AI, le procedure radiologiche possono essere accelerate, dall'acquisizione delle immagini all'interpretazione e alla generazione dei referti.

2. Radiologia personalizzata :

    Adattamento al paziente: Protocolli di imaging adattati individualmente alle esigenze e alla storia medica del paziente.

    Terapie mirate: Utilizzare le immagini per guidare trattamenti personalizzati, come la radiologia interventistica.

3. Imaging ibrido :

    Combinare diverse modalità: ad esempio, combinare la PET e la risonanza magnetica per ottenere informazioni anatomiche e metaboliche in un unico esame.

    Riduzione delle radiazioni: grazie alle tecniche ibride, è possibile ridurre la dose di radiazioni pur ottenendo immagini di alta qualità.

4. Radiologia wireless :

    Tecnologie portatili: dispositivi leggeri e wireless per facilitare la mobilità e l'accesso alla diagnostica per immagini in aree difficili da raggiungere o remote.

Teleradiologia avanzata: l'interpretazione delle immagini a distanza, che consente un consulto di esperti quasi ovunque nel mondo.

5. Imaging molecolare avanzato :

A livello cellulare: visualizzare e comprendere i processi a livello cellulare e molecolare, aprendo la porta a nuovi metodi diagnostici e terapeutici.

6. Formazione e istruzione immersiva:

Realtà virtuale (VR) e realtà aumentata (AR): utilizzare queste tecnologie per formare i radiologi immergendoli in scenari realistici.

Simulazioni di emergenza: formazione in tempo reale per preparare i professionisti alle emergenze radiologiche.

7. Collaborazione multidisciplinare :

Centri di imaging integrati: aree in cui radiologi, oncologi, chirurghi e altri specialisti possono lavorare a stretto contatto.

Approccio olistico: integrare gli aspetti psicologici e sociali della cura del paziente nella pratica radiologica.

Il futuro della radiologia è luminoso, con progressi tecnologici che promettono di trasformare la disciplina. I progetti e le aspirazioni delineati sopra sono solo la punta dell'iceberg. Con l'evoluzione della tecnologia e l'approfondimento della nostra comprensione della biologia, la radiologia continuerà a svolgere un ruolo vitale nel panorama medico, migliorando l'assistenza ai pazienti e plasmando il futuro della medicina.

Capitolo 7

EMERGENZE RADIOLOGICHE E AMBIENTALE

Introduzione alle emergenze radiologiche: tipi e cause

Quando pensiamo alle emergenze mediche, l'immagine che spesso ci viene in mente è quella di un pronto soccorso affollato, con medici e infermieri che si affollano intorno ai pazienti che presentano una moltitudine di sintomi. Tuttavia, nel contesto della radiologia, un'emergenza assume una dimensione diversa. Si riferisce a situazioni che richiedono un rapido intervento di imaging medico per fare una diagnosi, valutare l'entità di una lesione o addirittura guidare il trattamento. Diamo un'occhiata più da vicino ai tipi di emergenze radiologiche e alle loro cause comuni.

1. Emergenze traumatiche :

   Fratture: le fratture ossee, semplici o complesse, spesso richiedono una radiografia o una TAC per determinarne la gravità e guidare la gestione.

   Lesioni alla testa: In caso di trauma cranico, una TAC cerebrale può essere fondamentale per rilevare un'emorragia, un edema o una frattura del cranio.

   Trauma toracico e addominale: incidenti stradali, cadute o altre lesioni possono causare danni agli organi interni, richiedendo una diagnostica per immagini urgente per la valutazione.

2. Emergenze non traumatiche:

   Ictus (incidente cerebrovascolare): se si sospetta un ictus, è necessaria una TAC o una risonanza magnetica del cervello per determinare se si tratta di un ictus ischemico o emorragico.

   Ostruzione intestinale: i sintomi di ostruzione intestinale possono richiedere una diagnostica per immagini urgente per confermare la diagnosi e localizzare il sito dell'ostruzione.

Infezione grave: in alcuni casi, la radiologia può essere utilizzata per individuare la fonte di un'infezione profonda, come un ascesso.

3. Emergenze interventistiche:

Emorragia interna: in caso di emorragia interna, si può ricorrere alla radiologia interventistica per localizzare la fonte dell'emorragia ed eseguire l'embolizzazione.

Trombosi: i coaguli di sangue, come quelli responsabili dell'embolia polmonare, possono richiedere un intervento radiologico per dissolverli o rimuoverli.

4. Cause delle emergenze radiologiche :

Traumi: incidenti stradali, cadute, lesioni sportive o altre forme di trauma fisico possono richiedere una diagnostica per immagini di emergenza.

Cambiamenti patologici: malattie preesistenti o complicazioni mediche, come infezioni o coaguli di sangue, possono peggiorare improvvisamente.

Post-operatorio: in seguito ad alcuni interventi chirurgici, possono insorgere complicazioni che richiedono una valutazione radiologica urgente.

Le emergenze radiologiche coprono un'ampia gamma di situazioni, dai traumi fisici alle complicazioni mediche. In ogni caso, una diagnostica per immagini rapida e accurata è essenziale per guidare il trattamento e migliorare i risultati del paziente. La capacità di intervenire rapidamente nelle situazioni di emergenza è una delle tante competenze essenziali dei professionisti della radiologia.

Gestire un'emergenza radiologica: protocolli e misure di sicurezza

Quando ci si trova di fronte a un'emergenza radiologica, la priorità è garantire la sicurezza del paziente, ottenendo al contempo immagini chiare e precise per guidare la diagnosi o il trattamento. Ciò richiede una combinazione di protocolli rigorosi e misure di sicurezza per assicurare il benessere del paziente e del personale medico. Vediamo come vengono gestite queste emergenze.

1. Valutazione iniziale del paziente:

   Triage: prima di tutto, il paziente viene valutato da un'équipe medica per determinare l'urgenza e il tipo di imaging necessario.

   Anamnesi medica: è fondamentale raccogliere rapidamente le informazioni rilevanti, come le allergie, l'anamnesi chirurgica o la possibilità di una gravidanza.

2. Preparazione per l'imaging :

   Posizionamento : Assicura il comfort del paziente, ottenendo l'angolo migliore per l'imaging.

   Protezione dalle radiazioni: Utilizzare schermi di piombo o altre protezioni per le aree del corpo non interessate dall'esame.

3. Comunicazione chiara:

   Informazioni al paziente: spiegare brevemente la procedura al paziente, rassicurandolo e rispondendo alle sue eventuali domande.

   Coordinamento del team: una comunicazione efficace tra radiologi, tecnici, infermieri e medici di riferimento è essenziale per gestire le emergenze.

4. Misure di sicurezza durante l'esame :

   Monitoraggio: monitoraggio costante del paziente durante l'esame, soprattutto se il paziente si trova in una situazione critica.

   Impostazioni dell'apparecchiatura: assicurarsi che l'apparecchiatura sia impostata in modo da ridurre al minimo l'esposizione alle radiazioni, pur ottenendo immagini di alta qualità.

5. Interpretazione rapida e accurata:

Disponibilità del radiologo: nelle situazioni di emergenza, la disponibilità immediata di un radiologo per interpretare le immagini è fondamentale.

Trasmissione dei risultati: i risultati devono essere comunicati rapidamente e chiaramente all'équipe medica curante per un'azione immediata, se necessario.

6. Post-imaging :

Follow-up: monitorare le condizioni del paziente dopo l'esame, soprattutto se sono stati utilizzati prodotti di contrasto.

Documentazione: documentare accuratamente l'intero evento, dai dettagli di imaging alle osservazioni del paziente.

7. Prevenzione e formazione :

Simulazioni: organizzare regolarmente simulazioni di emergenza per formare e preparare il personale a gestire queste situazioni.

Aggiornamento dei protocolli: rivedere e aggiornare regolarmente i protocolli in linea con le ultime ricerche e raccomandazioni.

La gestione di un'emergenza radiologica richiede sia abilità tecnica che sensibilità umana. Ogni fase, dalla valutazione iniziale alla comunicazione dei risultati, deve essere eseguita con cura e rapidità. I protocolli e le misure di sicurezza non sono solo linee guida, ma strumenti vitali per garantire che, anche nelle situazioni più tese, ogni paziente riceva un'assistenza di qualità.

Casi di studio: Disastri storici e le lezioni apprese

Nel corso degli anni, una serie di disastri, naturali, industriali o accidentali, hanno evidenziato le sfide e le esigenze della radiologia nelle situazioni di emergenza. Diamo uno sguardo ad alcuni di questi grandi disastri e alle lezioni che ci hanno insegnato sulla radiologia.

1. Chernobyl, 1986:

    Contesto: L'esplosione e l'incendio della centrale nucleare di Chernobyl hanno rilasciato grandi quantità di materiali radioattivi nell'atmosfera.

    Ruolo della radiologia: valutazione e monitoraggio dei lavoratori e dei residenti esposti alle radiazioni.

    Lezioni apprese: l'importanza di un intervento rapido, la formazione in radioprotezione e la necessità di attrezzature per valutare la contaminazione radioattiva.

2. Il terremoto di Kobe, 1995:

    Contesto: Un violento terremoto ha colpito la città giapponese di Kobe, causando danni ingenti e ferendo migliaia di persone.

    Ruolo della radiologia: gestione delle vittime, rilevamento di fratture e altre lesioni interne.

    Lezioni apprese: la necessità di un'infrastruttura radiologica mobile e resiliente per rispondere in caso di disastro naturale.

3. Gli attacchi dell'11 settembre 2001:

    Contesto: Gli attacchi terroristici hanno colpito gli Stati Uniti, comprese le Torri Gemelle di New York.

    Ruolo della radiologia: gestione delle vittime di traumi e coordinamento con altri servizi medici.

    Lezioni apprese: l'importanza della preparazione ai disastri e della formazione dei radiologi per gestire gli eventi su larga scala.

4. Il disastro nucleare di Fukushima, 2011 :

    Contesto: A seguito di uno tsunami, la centrale nucleare di Fukushima ha subito diverse esplosioni, rilasciando materiali radioattivi.

Ruolo della radiologia: monitoraggio e valutazione della contaminazione radioattiva nei residenti e nei lavoratori.

Lezioni apprese: la necessità di protocolli chiari per l'evacuazione, la decontaminazione e la comunicazione con il pubblico sui rischi radiologici.

5. Il terremoto ad Haiti, 2010 :

Contesto: Un terremoto devastante ha colpito Haiti, causando enormi perdite di vite umane e di proprietà.

Ruolo della radiologia: supporto medico per i feriti, in particolare per le fratture, le lesioni alla testa e i traumi toracici.

Lezioni apprese: necessità di attrezzature radiologiche portatili, formazione specifica e coordinamento con le organizzazioni umanitarie internazionali.

Ognuno di questi disastri ha evidenziato aspetti specifici e cruciali della radiologia in situazioni di emergenza. Le lezioni apprese hanno plasmato e migliorato la preparazione e la risposta dei radiologi a tali situazioni. Sebbene questi eventi siano stati tragici, hanno anche evidenziato l'importanza e il valore della radiologia nella gestione di emergenze e disastri su larga scala.

Capitolo 8

RADIOPEDIATRIA : CARATTERISTICHE E SFIDE SPECIFICHE

Le particolarità dell'imaging
nei bambini

L'imaging medico nei bambini è un campo speciale che richiede un approccio personalizzato, sia in termini di tecniche di imaging che di gestione del piccolo paziente. A causa della crescita e dello sviluppo continui dei bambini, nonché della loro particolare sensibilità alle radiazioni, l'imaging pediatrico richiede competenze specialistiche.

1. Cambiamento della fisiologia e dell'anatomia :
   Crescita ossea: le ossa dei bambini sono in attiva crescita, con la presenza della placca di crescita che richiede un'interpretazione speciale sulla diagnostica per immagini.

   Organi in via di sviluppo: Gli organi dei bambini, in particolare il cervello, continuano a svilupparsi e hanno caratteristiche specifiche per ogni età.
2. Aumento della sensibilità alle radiazioni:
   Dosi minime: i bambini sono più sensibili agli effetti delle radiazioni rispetto agli adulti. È quindi fondamentale ridurre al minimo la dose di radiazioni durante gli esami radiologici.

   Tecniche alternative: quando è possibile, è preferibile utilizzare tecniche di imaging non radiologiche, come gli ultrasuoni o la risonanza magnetica.
3. Approccio psicologico diverso:
   Comunicazione: i bambini hanno bisogno di spiegazioni adeguate all'età per capire la procedura.

   Comfort e sicurezza: la sala visite deve essere progettata per rassicurare il bambino, con elementi visivi e sonori tranquillizzanti.

   Presenza dei genitori: Permettere ai genitori di accompagnare il bambino durante l'esame può essere utile per il suo benessere emotivo.

4. Tecniche di imaging specifiche:

Posizionamento: I bambini possono richiedere posizioni specifiche o dispositivi di immobilizzazione per garantire immagini di qualità.

Prodotti di contrasto: le dosi e i tipi di prodotti di contrasto devono essere adattati ai bambini.

5. Patologie specifiche dell'infanzia :

Malattie congenite: alcune anomalie possono essere presenti fin dalla nascita e richiedono una diagnostica per immagini specifica.

Condizioni pediatriche comuni: Condizioni come l'osteocondrite e la malattia di Legg-Calvé-Perthes sono specifiche della popolazione pediatrica.

6. Collaborazione con altri specialisti:

Team multidisciplinare: la radiologia pediatrica beneficia spesso di una stretta collaborazione con altri specialisti, come pediatri, chirurghi pediatrici e altri.

L'imaging dei bambini è una branca specifica della radiologia che richiede non solo la padronanza tecnica, ma anche una grande sensibilità e adattabilità. La priorità è garantire la sicurezza e il comfort del bambino, ottenendo al contempo immagini accurate per una diagnosi e un trattamento appropriati.

Comunicazione e rassicurazione giovani pazienti e i loro genitori

In radiologia, come in molti altri campi medici, la comunicazione è essenziale, soprattutto quando si tratta di pazienti giovani e dei loro genitori. Le procedure di imaging possono essere stressanti, persino spaventose, per un bambino, e anche i suoi genitori potrebbero essere preoccupati. Ecco come affrontare la comunicazione in questo particolare contesto per rassicurare tutti.

1. Stabilire un legame con il bambino:

Linguaggio appropriato: utilizzi termini semplici e adatti all'età. Ad esempio, invece di "radiografia", potrebbe dire "foto dell'interno".

Coinvolgere il bambino: Faccia loro delle domande, chieda loro come si sentono e li incoraggi a fare le loro domande.

Utilizzi delle analogie: Per esempio, paragoni lo scanner a una "grande macchina fotografica" o la risonanza magnetica a una "navetta spaziale".

2. Coinvolgere i genitori :

Spiegare la procedura: dire ai genitori che cosa succederà, quanto durerà l'esame e quanto è importante per la diagnosi.

Affrontare le preoccupazioni: rassicurare i pazienti sulla sicurezza delle procedure e discutere di eventuali precauzioni specifiche, come la radioprotezione.

Incoraggiare la presenza: se possibile, e se non disturba l'esame, permetta ai genitori di essere presenti durante la procedura per rassicurare il bambino.

3. Creare un ambiente rassicurante:

Decorazione appropriata: una sala visite con colori vivaci o immagini rilassanti può aiutare a rilassare il bambino.

Distrazioni: fornire giocattoli, libri o persino video per aiutare a distrarre e calmare il bambino prima o durante l'esame.

L'attrezzatura giusta: utilizzi un'attrezzatura della misura giusta per suo figlio, in modo che si senta più a suo agio.

4. Prenda il suo tempo:

Non abbia fretta: se un bambino è particolarmente ansioso, può essere utile concedergli qualche minuto in più per familiarizzare con l'ambiente.

Rassicurazione attraverso il tatto: un semplice gesto, come una mano sulla spalla, può essere molto rassicurante.

5. Dopo l'esame :

Si congratuli con il bambino: Lo ringrazi per la sua collaborazione e gli dica che ha fatto bene.

Discussione post-esame: parli con i suoi genitori dei risultati (nella misura in cui è autorizzato a farlo) e di ciò che accadrà in seguito, come ad esempio un'eventuale consultazione di follow-up.

Una comunicazione efficace è la chiave per garantire un'esperienza positiva ai giovani pazienti di radiologia. Comprendendo e rispondendo alle loro esigenze emotive e a quelle dei loro genitori, può migliorare notevolmente il comfort e la collaborazione durante le procedure di imaging.

Casi specifici: patologie comuni ed emergenze pediatriche

La radiologia pediatrica presenta una serie di sfide uniche, a causa delle diverse patologie ed emergenze che si incontrano comunemente nei bambini. Questa sezione si concentra sulle condizioni più comuni che richiedono un intervento radiologico, nonché su come affrontare efficacemente queste situazioni.

1. Disturbi alle ossa e alle articolazioni :

Fratture di crescita: la placca di crescita, o physis, è l'area dell'osso in via di sviluppo che è particolarmente vulnerabile alle fratture nei bambini.

Osteomielite: un'infezione dell'osso che può manifestarsi improvvisamente o lentamente. La diagnostica per immagini può aiutare a identificare l'estensione dell'infezione e a guidare il trattamento.

Malattia di Legg-Calvé-Perthes: una patologia dell'anca in cui il flusso sanguigno alla testa del femore è interrotto.

2. Disturbi toracici :

Polmonite: un'infezione polmonare comune nei bambini, che può essere diagnosticata con una radiografia.

Corpi estranei: i bambini possono aspirare piccoli oggetti, che richiedono una radiografia per localizzarli e guidarne l'estrazione.

3. Trauma addominale:

Danni agli organi: i traumi come le cadute o gli urti possono causare danni agli organi. La diagnostica per immagini può aiutare a valutare la gravità.

Appendicite: un'infiammazione dell'appendice, comune nei bambini, può richiedere un'ecografia o una TAC per confermare la diagnosi.

4. Disturbi neurologici :

Meningite: infiammazione delle membrane che circondano il cervello e il midollo spinale. Anche se viene diagnosticata clinicamente, a volte può essere necessaria una risonanza magnetica per valutare le complicazioni.

Emorragia intracranica: le lesioni alla testa possono provocare un'emorragia all'interno del cranio, che richiede una diagnostica per immagini urgente.

5. Disturbi urogenitali :

Idronefrosi: un ingrossamento del rene dovuto a un'ostruzione del flusso di urina. L'ecografia è comunemente utilizzata per la diagnosi.

Torsione testicolare: un'emergenza in cui il testicolo si torce, interrompendo l'apporto di sangue. L'ecografia è essenziale per una diagnosi rapida.

6. Altre emergenze:

Sepsi: reazione dell'organismo a un'infezione grave. La diagnostica per immagini può aiutare a identificare la fonte dell'infezione.

Avvelenamento/Intossicazione: l'ingestione accidentale di sostanze tossiche può richiedere la diagnostica per immagini per valutare gli effetti o localizzare le pillole.

Le emergenze radiologiche pediatriche richiedono la capacità di reagire in modo rapido e accurato. La conoscenza delle patologie comuni e dei segni radiologici associati è essenziale per garantire che questi piccoli pazienti siano assistiti in modo adeguato. La formazione specialistica e la stretta collaborazione con altri specialisti pediatrici assicurano che questi bambini ricevano la migliore assistenza possibile.

Capitolo 9

ECOLOGIA IN RADIOLOGIA

Impatto ambientale
Attrezzature e materiali di consumo

Nonostante i suoi spettacolari progressi medici, la radiologia non è priva di impatto sull'ambiente. Macchine imponenti, notevole consumo di elettricità, rifiuti specifici... Tutti questi fattori hanno conseguenze ecologiche. Ecco uno sguardo all'impatto ambientale della radiologia.

1. Produzione di attrezzature :

   Risorse estratte : La produzione di macchine sofisticate richiede metalli rari, plastica e altri materiali, la cui estrazione può danneggiare gli ecosistemi.

   Emissioni di CO2: la produzione di apparecchiature radiologiche genera emissioni di carbonio, in particolare durante la produzione di componenti elettronici.

2. Consumo energetico delle apparecchiature:

   Uso intensivo: le apparecchiature come gli scanner CT e gli scanner MRI consumano molta energia, soprattutto quando sono in funzione quasi continuamente nei grandi ospedali.

   Requisiti di raffreddamento: alcune apparecchiature, in particolare la risonanza magnetica, richiedono sistemi di raffreddamento che consumano anche energia.

3. Rifiuti e materiali di consumo:

   Rifiuti radiografici: la pellicola radiografica tradizionale contiene sostanze chimiche che possono essere dannose se non vengono smaltite correttamente.

   Materiali di consumo monouso: articoli come lenzuola, indumenti protettivi e altri articoli possono generare una quantità significativa di rifiuti.

4. Fine del ciclo di vita delle apparecchiature:

Smaltimento: le macchine a raggi X hanno una durata limitata. Il loro smaltimento richiede una decontaminazione e un riciclaggio appropriati, che non sempre vengono eseguiti nel modo migliore.

Riutilizzo e riciclaggio: mentre alcune parti possono essere riciclate, altre, in particolare i componenti elettronici, possono finire in discarica, con un impatto ambientale associato.

5. Prodotti di contrasto e farmaci :

Produzione: la produzione di prodotti di contrasto richiede risorse e genera rifiuti.

Smaltimento: una volta utilizzati, questi prodotti vengono spesso espulsi dai pazienti e possono finire nelle acque reflue, con un impatto sugli ambienti acquatici.

6. Riduzione dell'impatto:

Passaggio al digitale: il passaggio dalla radiografia analogica a quella digitale riduce notevolmente la quantità di rifiuti chimici.

Risparmio energetico: macchine più efficienti e un uso più razionale possono ridurre il consumo di energia.

Formazione e sensibilizzazione: educare il personale sull'importanza della riduzione dei rifiuti e del riciclaggio può avere un impatto significativo.

È essenziale che il settore della radiologia tenga conto del suo impatto ambientale, non solo per proteggere il pianeta, ma anche per garantire la sostenibilità delle sue pratiche. Le innovazioni tecnologiche e i nuovi approcci possono aiutare a minimizzare questo impatto, mantenendo e persino migliorando gli standard di cura.

Iniziative verdi in radiologia : ridurre, riciclare, rinnovare

In un mondo sempre più consapevole dell'impatto ambientale delle sue azioni, la radiologia non fa eccezione. Di fronte alle sfide ecologiche di oggi, stanno nascendo molte iniziative verdi, che cercano di allineare l'eccellenza dell'assistenza medica con la responsabilità ambientale. Vediamo come il motto "ridurre, riciclare, rinnovare" si applica a questo settore.

1. Ridurre :

Consumo energetico: con l'adozione di apparecchiature ad alta efficienza e di sistemi intelligenti di gestione dell'energia, il consumo si riduce mantenendo le prestazioni.

Rifiuti radiografici: il passaggio dalla radiografia analogica a quella digitale elimina la necessità di prodotti chimici e riduce i rifiuti.

Uso dei mezzi di contrasto: l'uso giudizioso e ottimizzato dei mezzi di contrasto minimizza la quantità necessaria, riducendo così gli sprechi e l'impatto ambientale.

2. Riciclaggio :

Apparecchiature a fine vita: invece di mandarle in discarica, le macchine obsolete vengono smantellate e i loro componenti riciclati.

Materiali di consumo: l'uso di materiali riciclabili per le lenzuola, gli indumenti protettivi e altri materiali di consumo ne facilita il riutilizzo e il riciclo.

Acqua: i sistemi di raffreddamento possono essere progettati per riciclare l'acqua, riducendo al minimo il consumo.

3. Rinnovare :

Fonti energetiche: l'adozione di energie rinnovabili, come l'energia solare o eolica, per alimentare le strutture radiologiche è un'iniziativa in crescita.

Formazione continua: la formazione regolare del personale sulle migliori pratiche verdi assicura che le iniziative verdi vengano implementate e mantenute.

Collaborazione: collaborando con i fornitori impegnati in pratiche sostenibili, la radiologia può incoraggiare una catena di fornitura più verde.

4. Bonus - Sensibilizzazione:

Campagne informative: la sensibilizzazione del personale, dei pazienti e del pubblico in generale sulle iniziative verdi in radiologia rafforza l'impegno per un futuro sostenibile.

Incentivi: offrire incentivi, come sconti per i fornitori che utilizzano materiali riciclati, può incoraggiare pratiche più ecologiche.

La radiologia è nella posizione ideale per guidare il movimento verso un'assistenza sanitaria più rispettosa dell'ambiente. Con la combinazione di tecnologia, innovazione e impegno per la sostenibilità, è possibile fornire un'assistenza di alta qualità proteggendo il nostro pianeta per le generazioni future. Il motto "ridurre, riciclare, rinnovare" è la bussola che guida questa transizione essenziale.

Casi di studio:
Centri di radiologia eco-responsabili

In tutto il mondo, la consapevolezza dell'emergenza ecologica sta spingendo sempre più istituzioni mediche a ripensare il loro modo di operare. Nel campo della radiologia, centri all'avanguardia hanno adottato approcci eco-responsabili, combinando un'assistenza medica di alta qualità con il rispetto dell'ambiente. Ecco alcuni casi di studio che illustrano queste iniziative esemplari.

1. Centro Radiologico Nordica (CRN), Svezia :

   Edificio eco-progettato: Il CRN è stato progettato con un'architettura bioclimatica, massimizzando l'uso della luce naturale e minimizzando la perdita di calore.

   Sistema di raffreddamento innovativo: Le macchine vengono raffreddate utilizzando acqua glaciale locale, riducendo il consumo energetico.

   Riciclaggio di pellicole: CRN ha istituito un programma per riciclare le pellicole a raggi X, riducendo notevolmente i rifiuti.

2. GreenTech Imaging Center (GTEC), California, USA:

   Energia solare: con una grande installazione di pannelli solari, il CIGT copre una parte significativa del suo fabbisogno energetico grazie al sole.

   Programma rifiuti zero: tutto, dai bicchieri di carta alle lenzuola mediche, viene riciclato o compostato, riducendo drasticamente la quantità di rifiuti inviati in discarica.

   Partnership eco-responsabili: CIGT lavora esclusivamente con fornitori che condividono la sua etica ambientale.

3. Radiologia EcoCentrica Alpina (RAE), Svizzera :

   Isolamento termico: situato in montagna, il RAE utilizza la lana di pecora locale come isolante, offrendo eccellenti prestazioni termiche e sostenendo l'economia locale.

   Trasporto ecologico: il centro offre sconti ai pazienti che utilizzano mezzi di trasporto ecologici (bicicletta, car pooling) per raggiungere gli appuntamenti.

   Sensibilizzazione: i workshop sulla responsabilità ecologica sono offerti regolarmente ai pazienti e al personale.

4. Centro per la bio-illuminazione (CIB), Nuova Zelanda:

   Gestione dell'acqua: il CIB utilizza un sistema di recupero dell'acqua piovana per le esigenze non mediche e un sistema di riciclaggio dell'acqua per le attrezzature.

Giardino terapeutico: un'area esterna è stata progettata non solo per il benessere dei pazienti, ma anche come ecosistema per incoraggiare la biodiversità locale.

Acquisti responsabili: il centro privilegia l'acquisto di apparecchiature di seconda mano o ricondizionate, prolungando così la vita delle macchine e riducendo gli sprechi.

Questi casi di studio dimostrano che, indipendentemente dalle dimensioni o dall'ubicazione di un centro di radiologia, si possono intraprendere azioni concrete per ridurre la sua impronta ecologica. Sebbene queste iniziative richiedano un investimento iniziale, a lungo termine possono offrire risparmi sostanziali e posizionare i centri come leader nel campo dell'eco-responsabilità nella sanità.

Capitolo 10

TECNICHE DI POSIZIONAMENTO E IMMOBILIZZAZIONE

L'arte del posizionamento: ottenere l'immagine migliore

In radiologia, un'immagine vale più di mille parole. La chiarezza, la precisione e la qualità di un'immagine radiografica possono fare la differenza tra una diagnosi rapida e accurata e ore di incertezza. Al centro di questa ricerca dell'eccellenza c'è l'arte del posizionamento. Proprio come un fotografo regola minuziosamente il suo soggetto alla luce perfetta, l'infermiera di radiologia manipola e posiziona il paziente per ottenere il miglior scatto possibile. Decifriamo questa danza delicata tra tecnologia, anatomia e compassione.

1. Comprendere l'anatomia :
La base di ogni buon posizionamento è una conoscenza approfondita dell'anatomia umana. La conoscenza delle strutture ossee, muscolari e degli organi aiuta l'Infermiera ad allineare correttamente il paziente e le attrezzature.

- **Ossa e articolazioni:** Il posizionamento delle strutture ossee, in particolare delle articolazioni, è fondamentale per ottenere immagini chiare.
- **Organi e tessuti:** a seconda del tipo di esame, il posizionamento può richiedere che alcuni organi o tessuti siano evidenziati o nascosti.

2. Utilizzi l'attrezzatura con saggezza:
Il controllo delle apparecchiature radiologiche è altrettanto essenziale.

- **Piastra del rivelatore e tubo radiogeno:** l'allineamento corretto tra questi due elementi garantisce un'immagine nitida e ben focalizzata.
- **Accessori:** cunei, cuscini e altri dispositivi di immobilizzazione possono essere utilizzati per mantenere il paziente in una posizione specifica.

3. Comunicazione con il paziente:
Il posizionamento può essere talvolta scomodo. Una buona comunicazione è quindi essenziale per mettere il paziente a proprio agio.

Istruzioni chiare: i pazienti non hanno sempre familiarità con i termini tecnici, quindi è importante fornire loro istruzioni semplici e chiare.

Empatia: gli infermieri devono sempre mostrare empatia e pazienza, in particolare con i pazienti ansiosi o dolorosi.

4. Tecniche specifiche in base all'esame:
Ogni tipo di esame radiologico ha i propri requisiti di posizionamento.

Radiografia del torace: ad esempio, il paziente deve essere generalmente in piedi con le mani sui fianchi e le spalle in avanti.

Radiografia dell'anca: il paziente può essere sdraiato con la gamba girata verso l'interno.

5. Ripeta se necessario:
Anche con il miglior posizionamento, a volte è necessario fare un altro scatto. Ecco perché la verifica immediata della qualità dell'immagine è fondamentale.

6. Mantenersi al passo con le ultime tecniche:
L'arte del posizionamento si evolve con la tecnologia e la ricerca. Gli infermieri devono quindi tenersi aggiornati sulle ultime tecniche per fornire la migliore assistenza possibile.

L'arte del posizionamento in radiologia è un'abilità essenziale che combina scienza, tecnica e compassione. Quando la si padroneggia, non solo si ottengono immagini di qualità superiore, ma si garantisce anche un'esperienza ottimale per il paziente. Nella danza tra uomo e macchina, l'infermiera di radiologia svolge il ruolo di direttore d'orchestra, dirigendo ogni movimento per creare un'armonia perfetta.

Tecniche e attrezzature di immobilizzazione

Nel mondo della radiologia, il movimento è nemico di un'immagine chiara. I pazienti a volte hanno difficoltà a rimanere fermi, sia per il dolore, sia per l'ansia o semplicemente per la mancanza di comprensione dell'importanza di rimanere statici. Per ottenere immagini precise, spesso è necessario utilizzare tecniche e attrezzature di immobilizzazione. Diamo un'occhiata più da vicino a come si fa.

1. Perché è necessaria l'immobilizzazione?

Prevenzione degli artefatti: qualsiasi movimento durante la ripresa può creare artefatti, rendendo l'immagine sfocata o difficile da interpretare.

Sicurezza: alcuni esami richiedono che il paziente rimanga in una posizione precisa per evitare qualsiasi rischio.

Ottimizzazione dell'imaging: un buon posizionamento stabile garantisce la migliore qualità d'immagine possibile.

2. Tecniche manuali :

Prima di utilizzare le apparecchiature, gli infermieri possono ricorrere a tecniche manuali.

Guida verbale: una comunicazione chiara con il paziente può spesso essere sufficiente per ottenere l'immobilità necessaria.

Supporto fisico: in alcuni casi, una leggera pressione manuale o il posizionamento delle mani dell'infermiera possono aiutare a stabilizzare un'area.

3. Immobilizzatori comuni :

Cuscini e cunei: questi dispositivi sagomati sostengono e immobilizzano alcune parti del corpo.

Cinghie: le cinghie possono essere utilizzate per tenere gli arti in posizione, soprattutto per i bambini.

Collari cervicali: vengono utilizzati per stabilizzare la colonna vertebrale cervicale nei casi di sospetta lesione.

Sistemi di ritenuta per bambini: Dispositivi progettati specificamente per immobilizzare delicatamente i bambini che possono avere difficoltà a rimanere fermi.

4. Immobilizzazione per esami specifici :

Radiografia della testa: per stabilizzare la testa si possono utilizzare dispositivi speciali chiamati stampelle per la testa.

Imaging della colonna vertebrale: spesso sono necessari dispositivi specifici per mantenere la colonna vertebrale in posizione e impedire il movimento.

5. Considerazioni speciali :

Pazienti ansiosi: l'uso di tecniche di rilassamento o la presenza di una persona vicina possono essere d'aiuto.

Pazienti con condizioni mediche specifiche: alcuni pazienti, come quelli con malattie neurodegenerative, possono richiedere approcci di immobilizzazione personalizzati.

6. Formazione e aggiornamenti:

La tecnologia e le tecniche di immobilizzazione sono in continua evoluzione. Gli infermieri devono essere formati sui più recenti metodi e dispositivi disponibili per garantire un'immobilizzazione sicura ed efficace.

L'immobilizzazione in radiologia è sia un'arte che una scienza. Mentre la tecnologia gioca un ruolo cruciale nell'ottenere immagini chiare, sono il tocco umano, l'empatia e l'esperienza dell'Infermiera a garantire che ogni paziente sia trattato con cura e rispetto. Queste tecniche e attrezzature garantiscono non solo la qualità delle immagini, ma anche il benessere e la sicurezza del paziente.

Casi speciali : anziani, disabili o con altre esigenze specifiche

La radiologia, in tutta la sua tecnicità, è soprattutto un affare umano. Ogni paziente che varca la porta del reparto di imaging medico porta con sé un insieme unico di esigenze, aspettative e sfide. Gli infermieri di radiologia si trovano spesso di fronte a casi speciali, in cui è essenziale un approccio personalizzato. Esploriamo queste situazioni delicate e le migliori pratiche per affrontarle.

1. Pazienti anziani :
L'invecchiamento della popolazione presenta le sue sfide in termini di imaging medico.

- **Mobilità ridotta:** per spostare il paziente possono essere necessari ausili come sedie a rotelle o deambulatori.
- **Demenza o confusione: una** comunicazione calma, gesti rassicuranti e talvolta la presenza di un parente possono aiutare.
- **Maggiore sensibilità: le** persone anziane possono essere più sensibili al dolore o al disagio, richiedendo cuscini o supporto aggiuntivi.

2. Pazienti disabili :
Che la disabilità sia fisica o mentale, ogni caso richiede un'attenzione particolare.

- **Disabilità fisica:** può essere necessaria un'attrezzatura adattata, come tavoli radiografici regolabili. La comunicazione è fondamentale per determinare le esigenze specifiche del paziente.
- **Disabilità mentale:** l'approccio deve essere paziente ed empatico, con istruzioni chiare. In alcuni casi, può essere presa in considerazione una leggera sedazione.

3. Pazienti con esigenze psicologiche specifiche:
Alcuni pazienti possono avere gravi ansie, fobie o altre esigenze psicologiche.

- **Tecniche di rilassamento:** metodi come la respirazione profonda o la distrazione possono aiutare.
- **La presenza di una persona cara:** avere vicino un familiare o un amico può offrire un ulteriore conforto.
- **Ambiente adattato:** in alcuni centri, sono disponibili sale di imaging a tema o rilassanti per creare un ambiente meno clinico.

4. Pazienti con dispositivi medici impiantati:

Pacemaker, pompe per l'insulina, impianti cocleari... richiedono tutti una preparazione e precauzioni specifiche durante l'imaging.

- **Controllo preliminare:** prima di qualsiasi esame, è fondamentale verificare la presenza di eventuali dispositivi medici impiantati.
- **Impostazioni regolabili:** alcune apparecchiature di imaging possono richiedere regolazioni per evitare di interferire con questi dispositivi.

La chiave del successo nella gestione dei casi speciali in radiologia è la flessibilità, la comunicazione e l'empatia. Gli infermieri di radiologia devono essere formati non solo sugli aspetti tecnici del loro ruolo, ma anche sull'importanza cruciale dell'umanità nell'assistenza. In definitiva, ogni paziente è unico, ed è questa individualità che rende la professione di infermiera di radiologia così preziosa e gratificante.

Capitolo 11

LE SFIDE DELLA RADIOLOGIA NELL'ERA DIGITALE

Teleradiologia :
benefici, sfide e implicazioni etiche

La teleradiologia, che si riferisce alla trasmissione elettronica di immagini radiologiche da una località all'altra per la consultazione e l'interpretazione, rappresenta un importante sviluppo nel campo della radiologia. Consente agli operatori sanitari di superare i vincoli geografici, migliorare l'accesso alle cure e rispondere più rapidamente alle esigenze dei pazienti. Tuttavia, presenta anche sfide uniche e implicazioni etiche. Diamo un'occhiata più da vicino.

1. Vantaggi della teleradiologia:

Accesso più ampio: gli ospedali e le cliniche in aree remote o poco servite possono beneficiare dell'esperienza dei radiologi dei centri più importanti.

Disponibilità 24 ore su 24, 7 giorni su 7: la teleradiologia garantisce una copertura radiologica costante, soprattutto durante le ore non lavorative.

Riduzione dei tempi di consegna: i risultati possono essere consegnati rapidamente, migliorando i tempi di consegna dei pazienti.

Specializzazione: la teleradiologia consente di accedere a sub-specialisti per i casi complessi.

2. Le sfide della teleradiologia:

Questioni tecnologiche: la necessità di un'infrastruttura solida, di una larghezza di banda adeguata e di sistemi di sicurezza robusti.

Qualità dell'immagine: assicurarsi che la qualità dell'immagine trasmessa sia ottimale per un'interpretazione accurata.

Comunicazione: mantenere una comunicazione efficace tra radiologi, tecnici di radiologia e altri operatori sanitari può essere più difficile a distanza.

3. Implicazioni etiche:

- **Riservatezza e sicurezza dei dati: La** protezione dei dati dei pazienti è fondamentale. I sistemi di teleradiologia devono essere sicuri per evitare qualsiasi rischio di violazione dei dati.
- **Qualità dell'assistenza:** gli standard di assistenza devono essere mantenuti, indipendentemente dal luogo in cui avviene l'interpretazione. È essenziale garantire che la teleradiologia non comprometta la qualità della valutazione.
- **Responsabilità:** chiarire le responsabilità tra il radiologo in loco e il radiologo remoto è fondamentale.
- **Relazioni con il paziente:** In un contesto di teleradiologia, può essere più difficile stabilire un rapporto diretto con il paziente, che può influenzare la percezione dell'assistenza.

La teleradiologia, pur essendo un progresso tecnologico promettente, deve essere affrontata con cautela e diligenza. Offre la possibilità di ampliare l'accesso alle cure e di fornire competenze specialistiche dove altrimenti potrebbero essere limitate. Tuttavia, richiede anche una maggiore attenzione ai dettagli tecnici, alla qualità dell'assistenza e all'etica. Per gli infermieri di radiologia e altri professionisti, ciò significa rimanere informati, adattivi e sempre incentrati sul paziente, anche a distanza.

Sicurezza e riservatezza dei dati nell'era digitale

Nell'era digitale, la sicurezza e la riservatezza dei dati sono diventate le principali preoccupazioni di molti settori, e la medicina non fa eccezione. Con la rapida evoluzione della tecnologia, i sistemi sanitari hanno adottato cartelle cliniche elettroniche, piattaforme di telemedicina e altri strumenti digitali per migliorare l'efficienza delle cure. Sebbene questi strumenti offrano molti vantaggi, presentano anche delle sfide quando si tratta di proteggere le informazioni sensibili dei pazienti. Diamo un'occhiata più da vicino alle implicazioni di questa trasformazione digitale.

1. L'ascesa della medicina digitale :

    Cartelle cliniche elettroniche: centralizzare le informazioni per un monitoraggio migliore e un processo decisionale più rapido.

    Telemedicina: consentire consultazioni a distanza, ottimizzando così l'accesso alle cure.

    Dispositivi medici connessi: offrono monitoraggio in tempo reale e avvisi automatici per i pazienti e gli operatori sanitari.

2. Vantaggi della digitalizzazione:

    Efficienza: riduzione dei tempi di attesa, accesso immediato alle informazioni.

    Accessibilità: facilitare la consultazione dei file da parte di diversi operatori sanitari.

    Interoperabilità: possibilità di integrare diversi sistemi per una visione olistica del paziente.

3. Rischi digitali :

    Attacchi e violazioni: I criminali informatici possono prendere di mira i sistemi sanitari per accedere a dati sensibili o chiedere riscatti.

    Errore umano: gli errori di inserimento dei dati o la loro cattiva gestione possono compromettere l'integrità dei dati.

    Guasti tecnici: i guasti hardware o software possono rendere i dati inaccessibili.

4. Proteggere la riservatezza nell'era digitale :

    Protocolli di sicurezza robusti: I sistemi devono essere dotati di firewall, antivirus e altre misure di sicurezza.

- **Formazione del personale:** garantire che ogni membro del personale sia consapevole dei rischi e sappia come proteggere i dati.
- **Aggiornamenti regolari:** il software deve essere aggiornato regolarmente per correggere le vulnerabilità.
- **Audit e valutazioni :** I sistemi devono essere valutati regolarmente per identificare e correggere i potenziali difetti.

5. Considerazioni etiche:
- **Consenso informato:** i pazienti devono essere informati e dare il loro consenso alla raccolta, all'archiviazione e alla condivisione dei loro dati.
- **Trasparenza:** i pazienti devono avere accesso alle loro informazioni e sapere come vengono utilizzate.
- **Responsabilità: in** caso di violazione, le organizzazioni devono assumersi la responsabilità di informare le parti interessate e di intraprendere azioni correttive.

Sebbene l'era digitale stia apportando miglioramenti significativi alla fornitura di cure mediche, essa comporta una serie di sfide in termini di sicurezza e riservatezza. È indispensabile che gli operatori sanitari, in particolare quelli che lavorano in radiologia, siano ben equipaggiati e formati per navigare in questo complesso panorama. La chiave è trovare un equilibrio tra sfruttare i vantaggi della tecnologia e garantire la sicurezza e la riservatezza del paziente.

Sviluppi futuri :
Intelligenza artificiale e automazione

Mentre la tecnologia continua a progredire a rotta di collo, la medicina, e la radiologia in particolare, sono sull'orlo di una trasformazione radicale. L'intelligenza artificiale (AI) e l'automazione sono al centro di questa evoluzione e promettono di aumentare l'accuratezza diagnostica, migliorare l'efficienza e spostare i confini di ciò che consideriamo possibile. Diamo uno sguardo alle potenziali implicazioni di queste tecnologie per il futuro della radiologia.

1. Intelligenza artificiale in radiologia :

   Analisi delle immagini: l'intelligenza artificiale può essere addestrata per identificare e caratterizzare le anomalie nelle immagini, a volte con una precisione maggiore o uguale a quella dei radiologi umani.

   Miglioramento dell'immagine: l'uso di algoritmi per migliorare la qualità dell'immagine, ridurre il rumore e ottimizzare i parametri di imaging.

2. Vantaggi dell'intelligenza artificiale:

   Efficienza: riduzione del tempo necessario per analizzare le immagini, consentendo di trattare più pazienti in meno tempo.

   Accuratezza: minimizzazione dell'errore umano, riducendo le diagnosi mancate o errate.

   Prevedibilità: utilizzare i dati per prevedere i rischi futuri o la progressione della malattia.

3. Sfide dell'intelligenza artificiale:

   Etica: chi è responsabile se una macchina commette un errore diagnostico? Come possiamo garantire che l'IA sia utilizzata in modo etico?

   Formazione: i professionisti devono essere formati non solo per utilizzare questi strumenti, ma anche per comprenderne i limiti.

   Costo: la creazione di sistemi avanzati di IA può richiedere un investimento finanziario significativo.

4. Automazione in radiologia :

   Flusso di lavoro: automatizza le attività ripetitive come lo smistamento delle immagini, il monitoraggio dei pazienti e la gestione degli appuntamenti.

   Manutenzione predittiva: utilizzare l'intelligenza artificiale per anticipare le esigenze di manutenzione delle apparecchiature, riducendo così i tempi di fermo.

5. Interazione uomo-macchina :

Complementarietà: l'AI non è destinata a sostituire i radiologi, ma a integrarli, fornendo loro strumenti che aumentano la loro capacità di diagnosi e trattamento.

Fiducia: la creazione di un rapporto di fiducia tra gli operatori sanitari e i sistemi automatizzati è fondamentale per un'adozione di successo.

L'avvento dell'intelligenza artificiale e dell'automazione in radiologia segna l'inizio di una nuova era. Sebbene queste tecnologie offrano innegabili vantaggi in termini di efficienza e accuratezza, sollevano anche questioni etiche e pratiche che devono essere affrontate con cautela. L'obiettivo finale è quello di armonizzare le competenze umane con la potenza delle macchine, creando un futuro in cui la tecnologia e l'umanità lavorino insieme per offrire un'assistenza sanitaria della massima qualità.

Capitolo 12

GESTIONE DEL PAZIENTE CON ESIGENZE SPECIALI

Pazienti con disabilità cognitive o fisiche

La diagnostica per immagini è una fase cruciale nella cura di molti pazienti, ma può presentare sfide particolari per coloro che hanno problemi cognitivi o fisici. Questi pazienti hanno esigenze specifiche che richiedono un'attenzione e una gestione su misura per garantire non solo la qualità dell'assistenza, ma anche la loro sicurezza e il loro comfort durante gli esami radiologici.

1. Comprendere il paziente:
   - **Demistificare le disabilità:** aumentare la consapevolezza dei diversi tipi di disabilità, sia cognitiva (come demenza, autismo, ritardo mentale) che fisica (come paralisi, amputazioni).
   - **Comunicazione:** adottare tecniche di comunicazione adatte a ciascun paziente, in particolare utilizzando ausili visivi o gesti.
2. Adattare l'ambiente :
   - **Layout:** Garantire un facile accesso alle attrezzature, in particolare per i pazienti in sedia a rotelle.
   - **Comfort:** crei un ambiente rilassante, ad esempio utilizzando un'illuminazione soffusa o musica soft per i pazienti ansiosi o agitati.
3. Tecniche di imaging specifiche:
   - **Posizionamento:** utilizzare ausili e tecniche di posizionamento specifiche per assicurare la chiarezza dell'immagine e garantire il comfort del paziente.
   - **Durata dell'esame:** anticipare la possibilità che alcuni esami richiedano più tempo a causa delle particolari esigenze del paziente.
4. La sicurezza prima di tutto:
   - **Immobilità:** per i pazienti che hanno difficoltà a rimanere fermi, consideri l'uso di un'apparecchiatura di immobilizzazione delicata o di tecniche di distrazione.

Monitoraggio: un monitoraggio costante è essenziale, soprattutto se è probabile che il paziente rimuova dispositivi medici o si muova durante l'esame.

5. Il ruolo del caregiver:

Presenza: in molti casi, la presenza di un assistente familiare può essere utile per rassicurare e guidare il paziente.

Formazione: gli assistenti possono essere istruiti su tecniche semplici per aiutare a posizionare e rassicurare il paziente.

6. Dopo l'esame :

Debriefing: dedicare del tempo per spiegare i risultati dell'esame al paziente e a chi lo assiste, utilizzando un linguaggio semplice e comprensibile.

Feedback: sollecitare il feedback dei pazienti e degli assistenti per migliorare continuamente l'assistenza.

La gestione dei pazienti con disabilità cognitive o fisiche in radiologia richiede un approccio olistico, incentrato sul paziente. Comprendendo le loro esigenze e adattando l'ambiente e le tecniche utilizzate, è possibile garantire un'esperienza positiva al paziente, ottenendo al contempo le immagini diagnostiche necessarie.

Radiologia alla fine della vita e cure palliative

La radiologia svolge un ruolo essenziale anche nelle fasi finali della vita di un paziente. Per chi si occupa di cure palliative, gli esami di imaging possono aiutare a gestire il dolore, a valutare la progressione della malattia o semplicemente a migliorare la qualità di vita residua. Tuttavia, la decisione di utilizzare la radiologia in questo contesto deve essere presa con discernimento, bilanciando i potenziali benefici con il comfort del paziente.

1. L'importanza della comunicazione:

Dialogo con l'équipe sanitaria: una stretta collaborazione tra radiologi, oncologi, infermieri specializzati e altri professionisti sanitari è essenziale per determinare la migliore strategia di imaging.

Parlare con il paziente e la famiglia: comprendere i desideri del paziente, spiegare chiaramente i vantaggi e gli svantaggi di ogni esame e rispettare le sue decisioni.

2. Scelta dell'esame radiologico:

Rilevanza: non tutti gli esami sono necessari. Le richieste di imaging devono essere finalizzate a migliorare il comfort del paziente o a rispondere a una domanda medica specifica.

Ridurre al minimo il disagio: optare per metodi non invasivi o meno fastidiosi, quando possibile.

3. Gestione del dolore e del comfort:

Posizionamento: Si possono usare cuscini, ausili di posizionamento e altri dispositivi per rendere il processo il più confortevole possibile.

Durata: se un esame sarà lungo, potrebbero essere necessarie delle pause, oppure potrebbe essere utile suddividere l'esame in diverse sessioni brevi.

4. Obiettivi degli esami di imaging:

Gestione del dolore: individuare la causa del dolore per trattarlo in modo più efficace.

Valutare la progressione: sebbene le cure palliative non riguardino la guarigione, a volte è utile sapere come sta progredendo una malattia, in modo da poter adattare i trattamenti.

Pianificazione del trattamento: Aiutare i medici a pianificare gli interventi per migliorare il comfort, come il drenaggio di un'effusione.

5. Aspetti etici:

Consenso informato: assicurarsi che il paziente e/o la famiglia comprendano lo scopo dell'esame, i rischi e i benefici.

Rispettare i desideri dei pazienti: alcuni pazienti possono rifiutare esami aggiuntivi, e queste decisioni devono essere rispettate.

6. Revisione dell'esame:

Comunicazione dei risultati: i risultati devono essere comunicati rapidamente e in modo empatico, tenendo conto dello stato emotivo del paziente e della sua famiglia.

Supporto psicologico: in seguito ai risultati, potrebbero essere necessarie sessioni di supporto o rinvii a consulenti.

La radiologia alla fine della vita e in un contesto di cure palliative è una sfida che richiede una combinazione di competenze mediche, etiche e umane. Sebbene l'obiettivo principale sia quello di migliorare la qualità di vita del paziente, il rispetto, la compassione e la comunicazione aperta sono essenziali per navigare in questo delicato settore della medicina.

Comunicazione appropriata e approccio centrato sul paziente

In radiologia, come in altri campi medici, la comunicazione è un elemento essenziale per garantire un'assistenza efficace ed empatica al paziente. Ogni paziente è unico, con le sue preoccupazioni, la sua storia medica, le sue esigenze e i suoi desideri. L'adozione di una comunicazione appropriata e di un approccio incentrato sul paziente è quindi fondamentale per garantire un'esperienza positiva e un'assistenza di qualità.

1. Ascolti prima di parlare:

L'importanza dell'ascolto attivo: capire le preoccupazioni, le esigenze e le aspettative del paziente ascoltando attentamente.

Domande aperte: Incoraggi i pazienti a condividere i loro pensieri e sentimenti ponendo domande aperte.

2. Adattare il linguaggio :

Semplicità: evitare il gergo medico e spiegare i termini tecnici in modo semplice e comprensibile.

Chiarimenti: assicurarsi che il paziente abbia compreso le informazioni fornite, chiedendogli di riformularle o di esprimere eventuali domande.

3. Capire la persona dietro il paziente:

Anamnesi: comprendere il contesto medico per adattare l'assistenza.

Stato emotivo: riconoscere l'ansia, la paura o altre emozioni e offrire un supporto adeguato.

4. Comunicazione non verbale:

Linguaggio del corpo: essere consapevoli dei propri gesti e posture, oltre che di quelli del paziente.

Contatto visivo: mantenere un contatto visivo appropriato per mostrare attenzione e presenza.

5. Mettere il paziente al centro del processo decisionale:

Consenso informato: fornire tutte le informazioni necessarie per consentire al paziente di prendere una decisione informata.

Partecipazione attiva: incoraggiare i pazienti a prendere parte attiva alla loro assistenza, facendo domande ed esprimendo le loro preferenze.

6. Cultura e diversità :

Consapevolezza culturale: rispettare e comprendere le diverse credenze, valori e pratiche culturali.

Interpreti: Utilizzi gli interpreti quando necessario per superare le barriere linguistiche.

7. Gestire le situazioni difficili:

Cattive notizie: adotti un approccio empatico e trasparente quando comunica notizie spiacevoli.

Resistenza o rifiuto: comprendere le ragioni delle reazioni negative del paziente e offrire alternative o ulteriori spiegazioni.

8. Usare la tecnologia con saggezza:

Telemedicina: offrire consulenze a distanza mantenendo un alto livello di comunicazione ed empatia.

Documentazione elettronica: assicurarsi che l'inserimento dei dati non interferisca con la comunicazione faccia a faccia.

Una comunicazione efficace e un approccio incentrato sul paziente in radiologia comportano molto di più della semplice trasmissione di informazioni. Si tratta di stabilire un rapporto di fiducia, di rispettare la dignità dei pazienti e di riconoscere i loro diritti come individui. Mettendo il paziente al centro del processo di cura, gli operatori sanitari possono offrire un'assistenza ottimale e migliorare la soddisfazione e il benessere del paziente.

Capitolo 13

ADATTARSI ALLA VITA NOTTURNA: LAVORO A ROTAZIONE E RADIOLOGIA D'URGENZA

Sfide e vantaggi lavoro a turni

Il lavoro a turni è comune in molti settori, in particolare in quello medico, dove l'assistenza ai pazienti deve essere fornita 24 ore al giorno, 7 giorni alla settimana. Questo tipo di orario di lavoro presenta vantaggi e sfide specifiche, sia per gli operatori sanitari che per le strutture. Vediamoli in modo fluido e dettagliato.

Le sfide del lavoro a turni:

Disturbi del ritmo circadiano: il nostro corpo è impostato su un ritmo naturale di 24 ore, e qualsiasi spostamento di questo ritmo può disturbare il sonno, l'umore e il benessere generale.

Impatto sulla salute: il lavoro notturno può aumentare il rischio di malattie croniche come le malattie cardiovascolari, il diabete e l'obesità.

Stanchezza e sonnolenza: lavorare in orari insoliti può portare a una maggiore stanchezza, che può potenzialmente ridurre la vigilanza e la capacità di prendere decisioni rapide.

Vita sociale e familiare: orari di lavoro irregolari possono rendere difficile pianificare le attività sociali o familiari, provocando un senso di isolamento.

Rischi professionali: Lavorare di notte o al mattino presto può essere associato a una riduzione delle risorse disponibili, che può aumentare lo stress e il rischio di errori.

Vantaggi del lavoro a turni:

Bonus per la notte e il fine settimana: Molte strutture offrono un compenso economico per le ore lavorate durante i turni.

Flessibilità: alcuni professionisti apprezzano la possibilità di gestire il proprio tempo libero durante la settimana, evitando la folla e liberando tempo per gli impegni personali.

- **Meno traffico: recarsi al** lavoro in orari non convenzionali significa spesso evitare gli ingorghi.
- **Coesione del team: i** team notturni e del fine settimana spesso sviluppano un forte senso di coesione grazie alla natura unica del loro lavoro.
- **Opportunità professionali:** lavorare a turni può offrire maggiori opportunità di apprendimento e di crescita professionale, in quanto potrebbe dover assumere maggiori responsabilità in assenza del personale amministrativo.

Sebbene il lavoro a turni presenti innegabili sfide, offre anche vantaggi che possono essere molto interessanti per alcuni professionisti. La chiave del successo in questo modo di lavorare è comprendere e gestire il potenziale impatto sulla salute e sul benessere, sfruttando gli aspetti positivi sia per la carriera che per la vita personale. Una comunicazione aperta con i colleghi, la direzione e la famiglia è essenziale per navigare con successo in questo panorama professionale unico.

Consigli per gestire il suo ritmo circadiano

Quando lavoriamo a turni, come spesso accade in radiologia e in altri settori medici, il nostro ritmo circadiano - l'orologio biologico interno che regola molte funzioni del nostro corpo - può essere disturbato. Una corretta gestione del ritmo circadiano è quindi essenziale per mantenere una buona salute, la massima vigilanza e una qualità di vita ottimale. Ecco alcuni consigli su come gestire al meglio il suo ritmo circadiano quando lavora a turni:

Creare un ambiente di riposo ideale:

Oscurare la sua camera da letto: utilizzi tende opache per bloccare la luce del giorno.

Riduca al minimo il rumore: Consideri l'uso di tappi per le orecchie o di una macchina per il rumore bianco per mascherare i rumori esterni.

Mantenere la stanza fresca: una temperatura leggermente più fresca aiuta a dormire meglio.

Mantenere la regolarità: anche se lavora a turni, cerchi per quanto possibile di andare a letto e alzarsi alla stessa ora ogni giorno.

Esposizione alla luce :

Prima del turno di notte: Cerchi di esporsi alla luce intensa, che può aiutare a segnalare al suo corpo che è ora di svegliarsi.

Dopo il turno di notte: Riduca l'esposizione alla luce intensa, soprattutto alla luce blu degli schermi, per segnalare al suo corpo che è ora di riposare.

Alimenti adatti :

Mangi leggero di notte: Eviti pasti pesanti o ricchi di caffeina durante il turno di lavoro.

Rimanere idratati: bere abbastanza acqua può aiutarla a rimanere vigile.

Fare pause attive: se si sente sonnolento durante il turno, si prenda un momento per fare stretching, fare una breve passeggiata o praticare la respirazione profonda.

Limitare la caffeina: se ha bisogno di consumare caffeina per rimanere sveglio, cerchi di limitarla all'inizio del turno per evitare che influisca sul sonno successivo.

Pisolino strategico: un breve pisolino prima di iniziare il turno può aiutare a migliorare la vigilanza. Tuttavia, limiti il pisolino a 20-30 minuti per evitare la sonnolenza.

Consultare uno specialista del sonno: se ha difficoltà persistenti a dormire o a rimanere sveglio durante il turno, potrebbe essere utile consultare uno specialista del sonno.

Eviti di cambiare spesso i turni: se possibile, cerchi di attenersi a un orario di lavoro regolare, piuttosto che cambiare continuamente turno.

Pianifichi i suoi giorni di riposo: dopo una serie di turni notturni, si conceda un giorno di riposo per consentire al suo corpo di riadattarsi a un orario normale.

Gestire il suo ritmo circadiano durante il lavoro a turni è una sfida, ma con la giusta pianificazione e le giuste strategie, può ridurre al minimo gli effetti negativi sulla sua salute e sul suo benessere.

La natura specifica della radiologia d'urgenza

La radiologia, come disciplina, si è sviluppata ampiamente nel corso degli anni, comprendendo una gamma diversificata di procedure e di imaging. Tuttavia, tra le numerose sottodiscipline della radiologia, la radiologia d'urgenza occupa una posizione unica, trovandosi all'incrocio tra la tecnologia all'avanguardia e le situazioni mediche più cruciali.

Che cos'è la radiologia d'emergenza?
La radiologia d'urgenza è specializzata nell'interpretazione rapida e accurata delle immagini per i pazienti in situazioni di emergenza. Queste situazioni possono andare da improvvisi infortuni sportivi a incidenti automobilistici e complicazioni mediche acute.

L'importanza della velocità :

Diagnosi rapida: Uno dei ruoli principali della radiologia d'urgenza è quello di fornire diagnosi rapide per facilitare la gestione immediata.

Ottimizzazione del flusso di lavoro: in un servizio di emergenza, ogni minuto conta. La capacità di ottenere e interpretare rapidamente un'immagine è fondamentale.

Complessità dei casi :

I radiologi d'urgenza si trovano spesso ad affrontare casi più complessi rispetto a quelli di altre discipline, poiché i pazienti possono presentare lesioni multiple o condizioni mediche acute.

Collaborazione interdisciplinare :

La radiologia d'urgenza richiede una stretta collaborazione con altri specialisti, come i medici d'urgenza, i chirurghi traumatologi e i neurologi, solo per citarne alcuni.

Tecnologie all'avanguardia:

I dipartimenti di emergenza sono spesso dotati delle tecnologie di imaging più avanzate, poiché una diagnosi accurata è essenziale in queste situazioni critiche.

Formazione specializzata :

Molti radiologi scelgono di intraprendere una formazione supplementare per specializzarsi in radiologia d'urgenza, concentrandosi sulle competenze specifiche necessarie per interpretare accuratamente le immagini in un contesto di emergenza.

Sfide emotive :

Il contesto di emergenza può essere stressante non solo per i pazienti e le loro famiglie, ma anche per il personale medico. I radiologi d'urgenza devono spesso lavorare in situazioni intense, pur rimanendo calmi e concentrati.

Innovazione costante:
La ricerca e lo sviluppo nel campo della radiologia d'emergenza sono costanti. Nuove tecniche e tecnologie emergono regolarmente, offrendo metodi più efficaci per diagnosticare e trattare i pazienti in situazioni di emergenza.

La radiologia d'urgenza è una sottodisciplina vitale e dinamica della radiologia, che combina competenze mediche, tecnologia all'avanguardia e capacità di gestione delle emergenze. I professionisti che lavorano in questo campo svolgono un ruolo essenziale nella cura dei pazienti nei momenti più critici della loro vita.

Capitolo 14

L'IMPORTANZA DELLO SCREENING IN RADIOLOGIA

Tecniche di screening comuni: mammografia, densitometria ossea, ecc.

Lo screening è una parte essenziale della prevenzione medica. È l'arte e la scienza di individuare malattie o anomalie prima ancora che si manifestino i sintomi, consentendo un intervento precoce e spesso più efficace. Nel campo della radiologia, vengono comunemente utilizzate diverse tecniche per lo screening di varie condizioni. Vediamo alcuni di questi metodi e la loro importanza.

Mammografia :

Definizione: la mammografia è una tecnica di imaging radiologico che utilizza i raggi X per visualizzare l'interno del seno.

Indicazione: viene utilizzato principalmente per lo screening del cancro al seno.

Vantaggi: questo metodo può individuare i tumori prima che diventino palpabili o che compaiano altri sintomi.

Mammografia digitale rispetto a quella analogica: la mammografia digitale consente una visualizzazione più accurata e una manipolazione elettronica delle immagini.

Densitometria ossea :

Definizione: nota anche come osteodensitometria, misura la densità minerale ossea.

Indicazione: viene utilizzato per lo screening dell'osteoporosi e per valutare il rischio di fratture.

Principio: questa tecnica utilizza i raggi X per produrre immagini delle ossa, di solito della colonna vertebrale, dell'anca o del polso.

Ultrasuoni :

Definizione: l'ecografia utilizza le onde sonore per produrre immagini degli organi interni del corpo.

Indicazioni: viene spesso utilizzato per lo screening di condizioni ginecologiche, ostetriche e cardiache.

Vantaggi: non invasivo e senza radiazioni ionizzanti, è sicuro anche durante la gravidanza.

Scanner a basso dosaggio per lo screening del cancro al polmone:

Definizione: si tratta di una tecnica di tomografia computerizzata che utilizza una bassa dose di radiazioni per visualizzare i polmoni.

Indicazione: per i fumatori di lunga data o per coloro che hanno una storia di fumo significativa, questo metodo consente di individuare precocemente il cancro ai polmoni.

Colonografia virtuale :

Definizione: utilizza la tomografia computerizzata per produrre immagini dettagliate del colon.

Indicazione: screening del cancro del colon-retto e dei polipi.

Vantaggi: non è invasiva e spesso viene utilizzata come alternativa alla colonscopia tradizionale.

Risonanza magnetica del corpo intero :

Definizione: la risonanza magnetica dell'intero corpo fornisce una visione completa del corpo senza l'uso di raggi X.

Indicazioni: Anche se controverso, alcuni scelgono questo metodo per una valutazione completa, in particolare se c'è una storia familiare di malattia.

La radiologia svolge un ruolo chiave nello screening di molte malattie, consentendo una diagnosi precoce e una migliore gestione della salute. È fondamentale che gli operatori sanitari e i pazienti comprendano queste tecniche e la loro importanza, garantendo un approccio proattivo alla salute.

Comunicazione e Gestione dell'ansia del paziente

Sebbene sia essenziale per la medicina moderna, la radiologia può spesso essere una fonte di ansia per molti pazienti. L'ignoto, il rumore delle macchine, la sensazione di essere rinchiusi in una macchina per la risonanza magnetica o semplicemente l'attesa dei risultati possono causare un vero e proprio disagio. Come infermiera di radiologia, la comunicazione è fondamentale non solo per l'efficacia delle procedure, ma anche per il benessere del paziente.

Comprendere l'ansia del paziente:
Cause dell'ansia: le paure possono derivare dal disagio fisico, dall'ignoto, dall'esposizione alle radiazioni o dall'anticipazione dei risultati.
Sintomi comuni: Sudorazione, tremore, vertigini, nausea o addirittura panico totale.
Stabilire una comunicazione aperta :
Primo contatto: una prima impressione positiva e rassicurante può mettere i pazienti a proprio agio.
Ascolto attivo: mostrare ai pazienti che le loro preoccupazioni sono ascoltate e prese sul serio.

Utilizzi un linguaggio chiaro: eviti il gergo medico, ove possibile, e fornisca spiegazioni semplici della procedura.

Tecniche di rilassamento :

Respirazione profonda: una tecnica semplice ma efficace per calmare il sistema nervoso.

Musica o suoni rilassanti: Alcuni centri offrono cuffie con musica rilassante durante le procedure.

Visualizzazione: incoraggiare il paziente a immaginare un luogo o una situazione tranquillizzante.

Anticipare le esigenze del paziente:

Posizionamento: Prima di iniziare, si assicuri che il paziente sia il più comodo possibile.

Rassicurazioni sulla durata: informare il paziente sulla probabile durata dell'intervento può aiutare a ridurre l'ansia.

Gestione di situazioni speciali :

Claustrofobia: i pazienti che hanno paura degli spazi chiusi possono avere bisogno di adattamenti o persino di una leggera sedazione.

I bambini: Utilizzi tecniche adatte ai bambini, come l'uso di giocattoli o libri per distogliere la loro attenzione.

Feedback post-procedura :

Rassicurare il paziente: anche se i risultati non sono immediati, dire al paziente quando può aspettarsi una risposta.

Dare consigli dopo la procedura: alcuni pazienti possono avere lievi effetti collaterali dopo le procedure, come le scansioni con contrasto.

Formazione continua :

Workshop e formazione: si tenga aggiornato sulle ultime tecniche di comunicazione e di gestione dell'ansia.

Feedback del paziente: Incoraggiare il feedback per promuovere il miglioramento continuo.

La gestione dell'ansia del paziente in radiologia va ben oltre la semplice produzione di un'immagine. Si tratta di un delicato equilibrio tra tecnologia e umanità, che richiede una combinazione di competenze tecniche e interpersonali. Ponendo il benessere del paziente al centro della loro missione, gli infermieri di radiologia svolgono un ruolo essenziale nel successo delle procedure radiologiche e nel miglioramento dell'assistenza al paziente.

Il ruolo cruciale dell'infermiera nel monitoraggio del paziente

Ogni giorno, milioni di persone in tutto il mondo entrano nei reparti di radiologia, sperando di ottenere una diagnosi chiara, una cura o una migliore comprensione della loro condizione. Mentre il radiologo è colui che interpreta le immagini, l'infermiera è il pilastro che sostiene il paziente durante tutto il processo. Il ruolo dell'infermiera nel monitoraggio dei pazienti radiologici è delicato ed essenziale.

Pre-procedura: preparazione e valutazione

Valutazione medica: anamnesi, allergie, farmaci attuali ed eventuali controindicazioni alla procedura.

Educazione del paziente: spiegazione della procedura, dei rischi e dei benefici e risposte a eventuali domande.

Consenso informato: assicurarsi che il paziente comprenda e accetti la procedura.

Supporto durante la procedura

Supporto emotivo: rassicurare il paziente, offrire una presenza rassicurante e stabilire una comunicazione aperta.

Monitoraggio clinico: monitorare i segni vitali, rilevare le anomalie e reagire rapidamente in caso di complicazioni.

Somministrazione di farmaci: A seconda della procedura, può essere necessario somministrare farmaci, sedativi o agenti di contrasto.

Post-procedura: follow-up e cura

Monitoraggio continuo: monitoraggio degli effetti collaterali o delle complicazioni dopo la procedura.

Consigli post-procedura: informare il paziente di eventuali restrizioni, farmaci o cure che potrebbero essere necessarie.

Coordinamento con l'équipe medica: garantire una transizione agevole verso altre specialità o servizi, se necessario.

Monitoraggio a lungo termine

Promemoria: seguire i pazienti per esami, interventi o controlli di routine successivi.

Formazione continua: aiutare i pazienti a comprendere i loro risultati e a prendere decisioni informate sulla loro cura.

Supporto psicologico: alcuni risultati possono essere sconvolgenti. L'infermiera offre spesso un sostegno emotivo, indirizzando il paziente verso risorse o specialisti, se necessario.

Il ruolo dell'intermediario

Comunicazione: fare da ponte tra il paziente e il radiologo, traducendo i termini medici e le preoccupazioni del paziente.

Referral: indirizzare i pazienti verso altre specialità o risorse in base alle loro esigenze.

Formazione continua e sviluppo professionale

Aggiornamento delle competenze: il mondo della radiologia sta cambiando velocemente. Gli infermieri devono tenersi aggiornati sulle migliori pratiche.

Partecipazione alla ricerca: alcuni infermieri partecipano o conducono studi per migliorare l'assistenza ai pazienti in radiologia.

L'infermiera di radiologia non è solo un tecnico o un'assistente; è il cuore pulsante di una macchina ben oliata dedicata alla salute e al benessere dei pazienti. Combinando competenze cliniche avanzate con una profonda empatia, si assicura che ogni paziente sia trattato con rispetto, attenzione e competenza. Nella frenesia del reparto di radiologia, il ruolo dell'infermiera nell'assistenza ai pazienti è assolutamente cruciale.

Capitolo 15

PIANIFICAZIONE DELLA CARRIERA E TRANSIZIONI PROFESSIONALI

Sviluppo della carriera nel campo della radiologia

La radiologia è un settore dinamico della medicina, che combina competenze cliniche avanzate con progressi tecnologici in costante evoluzione. Per coloro che iniziano a lavorare in questo campo, le opportunità di progressione e di sviluppo sono vaste e varie.

- Inizio carriera: tecnico di radiologia
    - **Formazione iniziale:** conseguire un diploma o una certificazione presso una scuola di tecnologia radiologica riconosciuta.
    - **Responsabilità iniziali:** assistere i radiologi, eseguire radiografie di base, familiarizzare con le attrezzature e i protocolli di sicurezza.
- Specializzazione
    - **Ecografia, mammografia, risonanza magnetica, TAC:** ognuna di queste modalità di imaging richiede una formazione specifica e offre opportunità distinte.
    - **Radiologia interventistica:** combinazione di tecniche chirurgiche e di imaging per procedure come biopsie o cateterismi.
- Infermiera specializzata in radiologia
    - **Ruolo approfondito:** gestione dell'assistenza al paziente, somministrazione di farmaci e mezzi di contrasto, stretta collaborazione con i radiologi.
- Supervisore o caposquadra
    - **Gestione del team:** supervisione dei tecnici, gestione degli orari, formazione continua.
    - **Interfaccia con altri reparti:** collaborazione con chirurghi, oncologi e altri specialisti per ottimizzare l'assistenza al paziente.

Manager o amministratore di radiologia

Gestione operativa: gestire il budget, le attrezzature e la manutenzione e garantire l'efficienza complessiva del reparto.

Rapporti con i fornitori: selezione e negoziazione con i fornitori di apparecchiature e software.

Formatore o insegnante in radiologia

Scuole di tecnologia radiologica: formare la prossima generazione di tecnici e professionisti.

Docente o relatore: Condividere l'esperienza in occasione di conferenze o workshop specialistici.

Ricercatore in radiologia

Ricerca clinica: esplorare nuove tecniche, miglioramenti ai protocolli esistenti o innovazioni tecnologiche.

Collaborazione: lavorare con le università, i laboratori e l'industria per far progredire il settore.

Consulente di radiologia

Consulenza: aiutare gli ospedali, le cliniche e le aziende a ottimizzare i loro servizi di radiologia.

Valutazione della tecnologia: testare e consigliare nuove apparecchiature o software.

Sviluppi tecnologici e digitali

Teleradiologia: lettura e interpretazione delle immagini a distanza.

Intelligenza artificiale: collaborazione con gli ingegneri per sviluppare strumenti di assistenza alla lettura e all'interpretazione.

Ritorno a scuola

Perseguire una specializzazione o un dottorato: approfondire le sue competenze o passare alla ricerca.

Formazione continua: mantenersi aggiornati sugli ultimi sviluppi del settore.

Lo sviluppo della carriera in radiologia è tanto vario quanto entusiasmante. Sia che si scelga di specializzarsi in una particolare modalità, sia che si passi alla gestione, all'insegnamento o alla ricerca, le opportunità sono immense e permettono a tutti di tracciare il proprio percorso professionale.

Considerazioni per gli infermieri che contemplano la transizione ad altre specialità o ruoli

La carriera di un infermiere è spesso segnata da una serie di transizioni ed evoluzioni, guidate da aspirazioni personali, opportunità professionali o semplicemente dal desiderio di cambiare. Prendere in considerazione una transizione verso un'altra specialità o un altro ruolo può essere una decisione impegnativa ma complessa. Ecco alcune considerazioni chiave per aiutarla nel suo percorso.

Autodiagnosi e introspezione

Motivazioni: cosa sta guidando il suo desiderio di cambiamento? È alla ricerca di nuove sfide, di una migliore qualità di vita o ha aspirazioni di carriera specifiche?

Capacità e competenze: quali sono i suoi punti di forza e di debolezza? Come si confrontano con i requisiti del nuovo ruolo o della nuova specialità?

Informazioni sulla nuova specialità/ruolo

Responsabilità e compiti: cosa comporta questo nuovo ruolo in termini pratici? Come sarà la sua giornata tipo?

- **Formazione e qualifiche:** quale livello di formazione è richiesto? Sono richieste qualifiche specifiche?
- Considerazioni pratiche
  - **Impatto sulla sua vita personale:** il nuovo ruolo le richiederà di lavorare con orari più lunghi o scaglionati? Come influirà sul suo equilibrio tra lavoro e vita privata?
  - **Prospettive finanziarie: ci sono** implicazioni finanziarie, in termini di stipendio, formazione o altri costi associati?
- Formazione e preparazione
  - **Corsi e qualifiche:** Scopra di più sui programmi di formazione e sui corsi disponibili.
  - **Stage e tutoraggio:** uno stage o un tutoraggio nel nuovo settore può fornire un'esperienza preziosa e intuizioni pratiche.
- Collegamento in rete
  - **Parlare con i professionisti:** parli con le persone che già lavorano nella specialità o nel ruolo a cui sta puntando. Il loro feedback può essere prezioso.
  - **Partecipare a seminari e conferenze:** questi eventi possono offrire opportunità di apprendimento e di networking.
- Impatto sulla carriera a lungo termine
  - **Opportunità di sviluppo:** in che modo questa transizione influenzerà la sua carriera a lungo termine? Le aprirà le porte ad altri ruoli o specializzazioni?
  - **Si adatta agli obiettivi personali:** questa transizione è in linea con le sue aspirazioni a lungo termine?
- Preparazione mentale ed emotiva
  - **Gestire l'incertezza:** tutti i cambiamenti comportano un certo grado di incertezza. È

pronto a gestire le sfide e i momenti di disagio che potrebbero presentarsi?

Fiducia in se stesso: coltivare la fiducia nelle sue competenze e nella sua capacità di adattamento è fondamentale per una transizione di successo.

Feedback e valutazione

Cercare un feedback: una volta iniziata la transizione, cerchi un feedback regolare che la aiuti a migliorare.

Valutazione personale: si prenda del tempo per riflettere su ciò che funziona e su ciò che deve essere modificato.

Il passaggio a una nuova specializzazione o a un ruolo diverso come infermiera è un viaggio che richiede riflessione, preparazione e adattabilità. Ogni fase, dalla scelta iniziale all'integrazione nel nuovo ruolo, è un'opportunità di apprendimento e di crescita personale e professionale.

Pensionamento e post carriera : riflessione e preparazione

La prospettiva del pensionamento, dopo una carriera dedicata come infermiera di radiologia, spesso evoca una serie di emozioni: dall'eccitazione alla nostalgia, senza dimenticare una certa dose di apprensione. Prepararsi a questa nuova fase della vita richiede altrettanta cura, riflessione e preparazione rispetto all'inizio o alla metà della carriera. Ecco una guida per affrontare questa transizione in modo informato e sereno.

Consapevolezza e anticipazione

Pensare alla pensione: cosa significa per lei la pensione? È un momento di riposo, un momento per perseguire altre passioni o una combinazione di entrambi?

Pianificazione finanziaria: valuti i suoi risparmi, gli investimenti e la copertura medica. Consulti un consulente finanziario per una pianificazione ottimale.

Salute e benessere

Valutazione medica: effettuare un check-up medico completo per identificare e prevenire eventuali problemi di salute.

Attività fisica e alimentazione: adotti uno stile di vita sano per sfruttare al meglio questa nuova fase.

Nuovi orizzonti e passioni

Tempo libero e hobby: questo è il momento di esplorare attività che il tempo o le responsabilità professionali non permettevano prima.

Coinvolgimento nella comunità: pensi a fare del volontariato o ad altre forme di coinvolgimento.

Emozione e supporto psicologico

Gestire le emozioni: Il pensionamento è un passo importante che può generare malinconia o ansia. Prenda in considerazione la possibilità di chiedere un aiuto professionale per gestire queste emozioni.

Fare rete con i pensionati: parli con i colleghi che sono già in pensione per ricevere consigli e condividere esperienze.

Formazione continua e training

Corsi e workshop: la pensione offre l'opportunità di imparare e sviluppare nuove competenze, sia per piacere che per riqualificarsi professionalmente.

Viaggi ed esplorazioni

Scoprire il mondo: se le condizioni lo permettono, prenda in considerazione l'idea di viaggiare per scoprire nuove culture e paesaggi.

Viaggi di istruzione: Partecipa a gite organizzate su temi specifici per combinare divertimento e apprendimento.

Ritorno alla professione

Mentoring e coaching: utilizzi la sua esperienza per guidare e consigliare i giovani professionisti.

Consulenza part-time: se non è pronto a lasciare completamente il mondo professionale, prenda in considerazione ruoli di consulenza o di insegnamento part-time.

Fare il punto della situazione e condividere le esperienze

Scrittura o blogging: consideri la possibilità di condividere la sua esperienza e i suoi pensieri attraverso la scrittura, sia in un libro che in un blog o in articoli.

Il pensionamento è un momento di rinascita, di esplorazione e di scoperta di sé. Con un'attenta preparazione, può essere uno dei periodi più gratificanti e soddisfacenti della vita.

Capitolo 16

GESTIONE DELLA DOSE DI RADIAZIONI: SICUREZZA ED EDUCAZIONE

Importanza della minimizzazione della dose

La radiologia è una parte affascinante ed essenziale della medicina moderna, ma comporta delle sfide, in particolare per quanto riguarda l'esposizione alle radiazioni. Sebbene i progressi tecnologici abbiano ridotto notevolmente i rischi associati all'imaging medico, l'importanza di minimizzare la dose di radiazioni ricevuta dal paziente rimane fondamentale. Ecco perché.

Ridurre i rischi per il paziente:

Effetti stocastici: le radiazioni possono aumentare il rischio di sviluppare un cancro. Sebbene il rischio associato a un singolo esame sia basso, non è nullo.

Effetti deterministici: Dosi elevate possono causare danni diretti ai tessuti, come ustioni o ulcere.

Protezione del   personale medico :

Anche il   personale che lavora regolarmente con le apparecchiature radiologiche è esposto alle radiazioni. Ridurre al minimo la dose è essenziale per proteggere la loro salute a lungo termine.

Buona pratica medica:

Il principio ALARA ("As Low As Reasonably Achievable") è ampiamente adottato in radiologia. Insiste sul fatto che qualsiasi esposizione alle radiazioni deve essere giustificata e il più bassa possibile.

La giustificazione di una procedura implica che i benefici per il paziente siano superiori ai rischi potenziali.

Bambini e popolazioni sensibili:

I bambini sono più sensibili alle radiazioni rispetto agli adulti. Le   loro cellule si dividono rapidamente, rendendole più vulnerabili. Inoltre, hanno una vita più lunga davanti a loro, il che aumenta il rischio di sviluppare un cancro in seguito all'esposizione alle radiazioni.

Alcuni gruppi, come le donne in gravidanza, richiedono un'attenzione particolare in termini di radioprotezione.

Efficacia diagnostica :

Ridurre al minimo la dose non significa compromettere la qualità dell'immagine. Grazie alle moderne tecnologie, è possibile ottenere immagini di alta qualità con dosi ridotte.

Fiducia del paziente:

Informare i pazienti sulle misure adottate per ridurre al minimo la loro esposizione aumenta la loro fiducia nell'assistenza ricevuta.

Responsabilità etica e legale :

Gli operatori sanitari hanno l'obbligo etico di non nuocere ("primum non nocere"). Inoltre, sono tenuti per legge a rispettare gli standard di radioprotezione.

La minimizzazione della dose è al centro della radiologia moderna. Riflette un impegno costante per la sicurezza del paziente, la qualità dell'assistenza e l'eccellenza professionale. Con l'avanzare della tecnologia, è indispensabile che i professionisti rimangano vigili e informati per garantire il benessere di tutte le persone coinvolte.

Tecniche di radioprotezione per i pazienti e i professionisti

La radioprotezione è una componente essenziale della pratica radiologica. Essa mira a proteggere sia i pazienti che gli operatori sanitari dagli effetti potenzialmente dannosi delle radiazioni ionizzanti. In un campo in cui l'esposizione alle radiazioni è una necessità quotidiana, l'adozione di tecniche di radioprotezione efficaci non è solo una responsabilità etica, ma anche un obbligo legale.

1. Per il paziente :

Giustificazione dell'esame: prima di effettuare un esame radiologico, è essenziale assicurarsi che sia giustificato dal punto di vista medico. Ciò comporta la valutazione dei potenziali benefici rispetto ai rischi associati all'esposizione alle radiazioni.

Ottimizzazione della dose: utilizzare l'impostazione più bassa possibile per ottenere un'immagine diagnostica di qualità. Le macchine moderne hanno parametri che adattano automaticamente la dose in base all'età, alle dimensioni e alla regione anatomica.

Protezione dal piombo: utilizzi schermi, grembiuli e collari in piombo per proteggere le aree sensibili che non devono essere irradiate.

Evitare radiografie inutili: non ripetere le radiografie se non è assolutamente necessario.

Comunicazione: informare i pazienti dei rischi e dei benefici e ottenere il loro consenso informato.

2. Per i professionisti :

Distanza : La quantità di radiazioni ricevute è inversamente proporzionale al quadrato della distanza. In altre parole, più si è lontani dalla sorgente, meno radiazioni si ricevono.

Schermatura: utilizzare schermi o cabine di piombo per proteggersi durante l'esposizione.

Tempo di esposizione: ridurre al minimo il tempo trascorso vicino alla sorgente di radiazioni. Ogni secondo conta.

Protezione personale: indossare sempre un grembiule di piombo, occhiali protettivi e altri dispositivi di protezione personale quando si lavora vicino a fonti di radiazioni.

Monitoraggio: indossare dosimetri personali per monitorare e registrare l'esposizione cumulativa.

Formazione: si assicuri di essere regolarmente formato e informato sulle migliori pratiche di radioprotezione.

Manutenzione delle apparecchiature: Assicurare che tutte le attrezzature siano regolarmente controllate e sottoposte a manutenzione, per garantire un funzionamento ottimale e sicuro.

Protocolli di lavoro: disporre di protocolli chiari su come eseguire gli esami, in modo da limitare il più possibile l'esposizione alle radiazioni.

La radioprotezione è un impegno continuo per garantire la sicurezza dei pazienti e dei professionisti. Richiede una consapevolezza costante, una formazione continua e un aggiornamento regolare delle conoscenze e delle competenze. In definitiva, rappresenta un equilibrio tra la garanzia di un'assistenza di qualità al paziente e la minimizzazione dei rischi associati all'esposizione alle radiazioni.

Educare i pazienti sui rischi e i benefici del delisting

È comune che i pazienti siano ansiosi di sottoporsi a esami che utilizzano radiazioni, soprattutto a causa delle preoccupazioni sui rischi per la salute. In qualità di professionista sanitario, è sua responsabilità informare ed educare i pazienti, offrendo spiegazioni chiare e rispondendo alle loro domande. Questo può aiutare a ridurre l'ansia del paziente e a ottenere la sua collaborazione durante l'esame.

1. Introduzione alle radiazioni

Definizione: spiegare semplicemente che cos'è la radiazione e come interagisce con il corpo.

Tipi di radiazioni: distinguere tra radiazioni ionizzanti (come i raggi X) e radiazioni non ionizzanti (come gli ultrasuoni).

2. Vantaggi delle radiazioni in medicina

Diagnosi accurata: le radiazioni forniscono immagini dettagliate dell'interno del corpo, facilitando l'individuazione di un'ampia gamma di patologie.

Interventi terapeutici: in alcune situazioni, come la radioterapia, le radiazioni vengono utilizzate per trattare le malattie.

Meno invasivo: molti esami radiologici evitano la necessità di procedure più invasive.

3. Rischi associati alle radiazioni

Esposizione accumulata: discutere come l'esposizione alle radiazioni si accumula nel tempo.

Probabilità di danni alle cellule: sebbene basso, esiste il rischio che le radiazioni ionizzanti danneggino il DNA delle cellule.

Rischi per popolazioni specifiche: le donne incinte e i bambini sono più sensibili agli effetti delle radiazioni.

4. Misure di sicurezza e prevenzione

Minimizzazione della dose: sottolineare l'impegno del personale medico a utilizzare la dose minima richiesta.

Equipaggiamento protettivo: spiegare l'uso di schermi, grembiuli di piombo e altri equipaggiamenti per proteggere alcune parti del corpo.

Controlli regolari sulle apparecchiature: Assicuri al paziente che l'apparecchiatura viene controllata regolarmente per garantirne la sicurezza e l'efficacia.

5. Importanza del consenso informato

Informazione completa: garantire che il paziente comprenda i benefici e i rischi associati alla procedura.

Libertà di scelta: i pazienti devono sentirsi liberi di fare domande, esprimere preoccupazioni e prendere una decisione informata.

6. Affrontare le preoccupazioni e i miti

Chiarimenti: correggere eventuali idee sbagliate che il paziente può avere sulle radiazioni.

Riferimenti credibili: indirizzare i pazienti verso risorse affidabili se desiderano saperne di più.

Educare il paziente è un passo fondamentale per garantire la comprensione e la collaborazione. Un paziente ben informato è più propenso a seguire le istruzioni, il che può portare a risultati diagnostici o terapeutici più efficaci. Dedicando tempo alle spiegazioni e alle rassicurazioni, si rafforza la fiducia del paziente nell'assistenza fornita.

Capitolo 17

ASSISTENZA AL PAZIENTE CON ESIGENZE SPECIALI

Radiologia e pazienti
con disturbi dello spettro autistico

La gestione dei pazienti con disturbi dello spettro autistico (ASD) in radiologia presenta sfide uniche per gli operatori sanitari. Questi pazienti possono avere esigenze specifiche e reazioni diverse all'ambiente radiologico, che richiedono un approccio personalizzato. Tuttavia, con una preparazione adeguata e una comprensione approfondita delle particolarità di questi pazienti, è possibile offrire loro un'esperienza ottimale.

1. Comprendere lo spettro autistico

    Definizione e variabilità: è essenziale riconoscere che l'autismo è uno spettro, con un'ampia gamma di sintomi e livelli di funzionamento.

    Sensibilità sensoriale: molti individui con ASD possono essere ipersensibili o iposensibili a determinati stimoli, come luci intense o rumori forti.

2. Preparazione a monte

    Collegamento con gli assistenti: Discutere con i genitori o gli assistenti per ottenere informazioni sulle idiosincrasie, le preferenze e i potenziali fattori scatenanti del paziente.

    Visite pre-esame: se possibile, consenta al paziente di visitare il reparto di radiologia prima dell'esame per familiarizzare con l'ambiente.

    Risorse visive: utilizzare sequenze di immagini o video per mostrare al paziente cosa aspettarsi durante l'esame.

3. Adattare l'ambiente

    Riduzione degli stimoli: ridurre le luci intense e i rumori forti, che possono disturbare il paziente.

    Aree sicure: fornire un'area tranquilla e sicura dove i pazienti possano rilassarsi prima dell'esame.

Strumenti di distrazione: suggerire oggetti familiari o giocattoli sensoriali per aiutare il paziente a rilassarsi.

4. Comunicazione appropriata

Un linguaggio chiaro e concreto: usi frasi semplici ed eviti le espressioni figurative.

Aiuti visivi: integrare le spiegazioni verbali con aiuti visivi, come disegni o pittogrammi.

Verificare la comprensione: assicurarsi che il paziente abbia compreso le istruzioni e le aspettative.

5. Flessibilità durante l'esame

Dedicare più tempo: riconoscere che alcuni pazienti con ASD possono aver bisogno di più tempo per sentirsi a proprio agio e collaborare.

Presenza di un assistente: Se aiuta il paziente a rilassarsi, permetta a un parente o a un accompagnatore di rimanere nelle vicinanze durante l'esame.

6. Dopo l'esame

Feedback positivo: elogiare il paziente per la sua collaborazione, indipendentemente dalle sfide incontrate.

Suggerimenti per le visite future: Chieda agli assistenti un feedback su ciò che ha funzionato e su ciò che potrebbe essere migliorato per le visite future.

L'assistenza ai pazienti con ASD in radiologia richiede empatia, pazienza e adattabilità. Impegnandosi a fornire un'esperienza positiva e a comprendere le esigenze uniche di questi pazienti, i professionisti della radiologia possono garantire la massima qualità di assistenza per tutti.

Adattamento della procedura per i pazienti che soffrono di disturbi d'ansia

Nonostante i suoi innegabili vantaggi diagnostici, la radiologia può essere una fonte di ansia per molti pazienti. Per coloro che già soffrono di disturbi d'ansia, l'esperienza può essere particolarmente angosciante. In qualità di operatore sanitario, adattare il suo approccio a questi pazienti non è solo una questione di gentilezza, ma anche di efficacia medica. Ecco alcuni passi e raccomandazioni per aiutarla a sostenere meglio questi pazienti:

1. Identificazione e comunicazione precoce

    Anamnesi medica: verificare se il paziente ha un'anamnesi di disturbi d'ansia quando si prendono le informazioni mediche.

    Dialogo aperto: incoraggiare i pazienti a esprimere eventuali timori o preoccupazioni sulla procedura.

2. Preparazione a monte

    Visite preliminari: consentire ai pazienti di visitare il reparto di radiologia in anticipo per familiarizzare con l'ambiente.

    Risorse educative: fornire opuscoli, video o altri materiali informativi che descrivano la procedura in dettaglio.

3. Adattare l'ambiente

    Atmosfera rilassante: Utilizzi un'illuminazione discreta e colori tenui, e prenda in considerazione la possibilità di ascoltare musica soft, se il paziente lo gradisce.

    Supporto emotivo: se aiuta il paziente a rilassarsi, gli permetta di avere un parente o un terapeuta al suo fianco.

4. Tecniche di rilassamento

    Respirazione guidata: incoraggiare il paziente ad adottare tecniche di respirazione profonda per rilassarsi.

Distrazione: offrire delle cuffie per ascoltare musica o un podcast durante la procedura, se possibile.

5. Presenza rassicurante del personale

Empatia: mostrare comprensione, ascoltare attivamente e rassicurare il paziente sulla professionalità del team.

Comunicazione chiara: informare il paziente passo dopo passo di ciò che sta accadendo, evitando sorprese.

6. Possibilità di medicazioni

Sedativi leggeri: nei casi di ansia molto elevata, discutere la possibilità di somministrare un sedativo leggero dopo aver consultato il medico curante.

7. Dopo l'esame

Debriefing: prendersi un momento per discutere dell'esperienza con il paziente, in modo che possa esprimere i suoi sentimenti.

Feedback per il miglioramento: Chieda al paziente se ha dei suggerimenti per rendere l'esperienza meno ansiogena in futuro.

La gestione dei pazienti con disturbi d'ansia in radiologia richiede una maggiore sensibilità alle esigenze emotive e psicologiche del paziente. Riconoscendo e affrontando attivamente queste esigenze, i professionisti possono non solo migliorare l'esperienza del paziente, ma anche ottenere risultati diagnostici migliori grazie alla sua collaborazione.

Tecniche di gestione pazienti claustrofobici

La claustrofobia è una paura intensa degli spazi ristretti. In radiologia, questo può creare particolari problemi durante esami come la risonanza magnetica, in cui il paziente si trova in una macchina stretta. Comprendere e gestire questa paura è essenziale per garantire un'esperienza positiva per il paziente e ottenere immagini di qualità. Ecco alcune tecniche per affrontare la claustrofobia in radiologia:

1. Valutazione preliminare

Questionario: includere domande sulla claustrofobia durante l'anamnesi del paziente. Questo aiuta a individuare in anticipo eventuali apprensioni.

2. Preparazione e informazione

Spiegazione dettagliata: descrivere la procedura in dettaglio, spiegando quanto tempo durerà l'esame, eventuali rumori che il paziente potrebbe sentire, ecc.

Visita del reparto: se possibile, faccia fare al paziente una visita della sala RM prima dell'esame, in modo che possa familiarizzare con la macchina e l'ambiente.

3. Adattare l'ambiente

Specchi: alcune apparecchiature per la risonanza magnetica sono dotate di specchi che consentono al paziente di vedere all'esterno del tubo, dando una sensazione di spazio.

Luce: un'illuminazione soffusa o una luce che cambia colore all'interno del tubo può aiutare a rilassare alcuni pazienti.

4. Comunicazione durante l'esame

Contatto costante: Si assicuri che il paziente sappia di poter contattare il tecnico in qualsiasi momento. Fornisca un mezzo, come un campanello o un palloncino, per segnalare se ha bisogno di una pausa.

Aggiornamento regolare: informare regolarmente il paziente del tempo rimanente per l'esame.

5. Tecniche di rilassamento

Respirazione: incoraggiare il paziente a praticare la respirazione profonda per ridurre l'ansia.

Musica o meditazione guidata: l'uso di cuffie per ascoltare musica soft o meditazione guidata può aiutare a distrarre e calmare il paziente.

6. Uso di sedativi

Se le tecniche di rilassamento non sono sufficienti, discuta con il medico curante la possibilità di somministrare un leggero sedativo.

7. Alternative alla risonanza magnetica tradizionale

Risonanza magnetica aperta: se la struttura ne dispone, offra un esame con una risonanza magnetica aperta, che è meno vincolante.

8. Supporto

Presenza rassicurante: Per alcuni pazienti, la presenza di una persona vicina durante l'esame (purché non influisca sulla qualità delle immagini) può essere utile.

Affrontare la claustrofobia in radiologia richiede pazienza, empatia e adattabilità. Prendendo il tempo necessario per comprendere le esigenze del paziente e utilizzando le tecniche appropriate, è possibile creare un'esperienza più confortevole per il paziente, garantendo al contempo immagini di qualità per la diagnosi.

Capitolo 18

TECNOLOGIE EMERGENTI E IL FUTURO DELLA RADIOLOGIA

Uno sguardo ai potenziali sviluppi imaging medico

L'imaging medico ha intrapreso un viaggio straordinario dalla scoperta dei raggi X nel 1895. All'incrocio tra tecnologia e medicina, questo campo ha continuato ad evolversi, migliorando l'accuratezza diagnostica, il comfort del paziente e il flusso di lavoro degli operatori sanitari. Diamo un'occhiata alle tendenze e alle innovazioni che potrebbero plasmare il futuro dell'imaging medico.

1. Intelligenza artificiale (AI) e apprendimento automatico
   - **Analisi e interpretazione:** l'AI potrebbe aiutare a rilevare anomalie sottili, spesso invisibili all'occhio umano, rendendo le diagnosi più accurate.
   - **Ottimizzazione dei protocolli di imaging:** l'AI potrebbe regolare i parametri delle apparecchiature in tempo reale per ottenere le migliori immagini possibili.
2. Imaging ibrido
   - Combinare modalità di imaging come la PET-MRI o la PET-CT per fornire informazioni complementari, migliorando la diagnosi e la pianificazione terapeutica.
3. Imaging 3D e realtà aumentata
   - I chirurghi potrebbero utilizzare immagini interattive tridimensionali per pianificare e simulare interventi chirurgici complessi.
4. Radiomica :
   - La radiomica mira ad estrarre un gran numero di caratteristiche dalle immagini mediche, aprendo la strada ad analisi più dettagliate di tumori e patologie.
5. I progressi nel contrasto
   - Sviluppo di nuovi agenti di contrasto più sicuri e specifici per diverse patologie.
6. Imaging molecolare :
   - Visualizzazione dei processi biochimici a livello molecolare, che offre il potenziale per la diagnosi precoce delle malattie.

7. Attrezzature più eco-responsabili:
   - Progettare apparecchiature che utilizzano meno radiazioni o sostanze chimiche nocive, in linea con le iniziative verdi.
8. Portabilità e teleradiologia :
   - Con i progressi tecnologici, la diagnostica per immagini potrebbe diventare più mobile, consentendo la diagnosi a distanza e offrendo soluzioni per le regioni remote o poco attrezzate.
9. Imaging senza radiazioni :
   - Ricerca sulle modalità di imaging che non utilizzano radiazioni, come alcune forme di ultrasuoni o di risonanza magnetica.
10. Formazione immersiva :
   - Utilizza la realtà virtuale e aumentata per formare i professionisti dell'imaging, immergendoli in scenari virtuali per un'esperienza di apprendimento approfondita.

La potenziale evoluzione dell'imaging medico promette di rivoluzionare il modo in cui le malattie vengono diagnosticate, trattate e gestite. Integrando le tecnologie più recenti e ponendo il paziente al centro di ogni innovazione, il futuro dell'imaging medico appare entusiasmante e promettente, con continui miglioramenti nell'assistenza ai pazienti.

Impatto dell'intelligenza artificiale e robotica

L'arrivo dell'intelligenza artificiale (AI) e della robotica nel campo della radiologia è paragonabile alla comparsa dei raggi X all'inizio del XX secolo. Queste tecnologie stanno cambiando radicalmente il modo in cui percepiamo, analizziamo e utilizziamo le immagini mediche. Diamo un'occhiata al loro impatto sulla professione, sui pazienti e sulla qualità delle cure.

1. Diagnosi migliorata :

Rilevamento precoce: l'AI può identificare le anomalie con una precisione sorprendente, a volte anche prima che siano visibili all'occhio umano. Questo può consentire un intervento precoce e migliorare la prognosi.

Riduzione degli errori: l'AI offre una seconda opinione, riducendo al minimo gli errori di interpretazione ed evitando diagnosi errate o mancate.

2. Flusso di lavoro ottimizzato:

Automazione delle attività di routine: l'AI può occuparsi di attività ripetitive, come la segmentazione delle immagini o l'annotazione, liberando il tempo del personale.

Definizione delle priorità dei casi urgenti: L'IA può effettuare il triage degli esami in base alla gravità, assicurando che i casi che richiedono un'attenzione immediata siano trattati in modo prioritario.

3. La robotica nella radiologia interventistica:

I robot possono assistere i radiologi nelle procedure invasive, migliorando la precisione, riducendo i tempi delle procedure e minimizzando le radiazioni per il personale.

4. Assistenza personalizzata:

L'AI può analizzare migliaia di immagini per determinare le modalità e i parametri di imaging migliori per un paziente specifico.

5. Protezione dalle radiazioni potenziata:

Grazie all'AI, è possibile ottenere immagini di alta qualità con dosi di radiazioni inferiori, riducendo così i rischi per i pazienti.

6. Formazione e istruzione :

   I sistemi AI possono essere utilizzati come strumenti didattici per gli studenti di radiologia, fornendo loro un feedback in tempo reale e aiutando la formazione continua dei professionisti.

7. Assistenza remota :

   La combinazione di teleradiologia e AI consente ai radiologi di fornire diagnosi accurate anche a distanza, il che è particolarmente utile per le regioni remote o poco attrezzate.

8. Anticipare le sfide etiche :

   Con la crescente adozione dell'AI, è essenziale stabilire linee guida etiche per garantire la riservatezza del paziente, la trasparenza delle decisioni e l'assenza di pregiudizi negli algoritmi.

Sebbene l'IA e la robotica in radiologia aprano prospettive entusiasmanti, è fondamentale ricordare che esse sono destinate a integrare, non a sostituire, il ruolo del radiologo. L'esperienza umana, la compassione e il giudizio clinico rimangono al centro della professione. Tuttavia, con questi strumenti, i radiologi sono meglio equipaggiati per fornire un'assistenza di qualità, accurata e personalizzata ai loro pazienti.

Considerazioni etiche
sulle innovazioni future

La radiologia, al crocevia tra tecnologia e medicina, è in costante evoluzione. Ogni nuovo progresso offre prospettive entusiasmanti per migliorare la diagnosi e il trattamento. Tuttavia, queste innovazioni non sono prive di preoccupazioni etiche. Approfondiamo queste sfide e pensiamo ai modi migliori per affrontarle.

1. Intelligenza artificiale (AI): amica o nemica?

   Affidabilità dell'AI: come possiamo garantire che le decisioni prese dall'AI siano corrette? La fiducia cieca nella tecnologia può portare a errori medici.

   Istruzione e formazione: se i giovani radiologi si affidano troppo all'IA, c'è il rischio che non sviluppino appieno le loro capacità diagnostiche?

2. La riservatezza nell'era digitale :

   Protezione dei dati : Con un numero sempre maggiore di dati dei pazienti che vengono messi online, come possiamo garantirne la sicurezza?

   Consenso del paziente : I pazienti sono sufficientemente informati su come vengono utilizzati i loro dati, in particolare nella ricerca?

3. Accessibilità delle nuove tecnologie:

   Disparità nell'assistenza: tutte le strutture sanitarie possono permettersi le ultime innovazioni? C'è il rischio di aumentare il divario tra i centri ben attrezzati e gli altri, soprattutto nelle regioni meno sviluppate?

4. L'autonomia del paziente e il "diritto di non sapere":

   Con la crescente precisione delle tecniche di imaging, possiamo rilevare anomalie che non sono rilevanti per il problema medico attuale del paziente. Quando e come i pazienti devono essere informati di queste 'scoperte casuali'?

5. La robotica e la disumanizzazione dell'assistenza:

   Se i robot svolgono un ruolo sempre più importante nelle procedure, come si può mantenere l'aspetto umano ed empatico dell'assistenza? C'è il rischio che il rapporto medico-paziente venga alterato?

6. Evoluzione genetica e imaging :

   Le nuove tecniche di imaging potrebbero infine fornire informazioni sulla predisposizione genetica a determinate malattie. Questo solleva questioni etiche sulla riservatezza e sulla discriminazione?

7. Implicazioni etiche della ricerca:
   Come possiamo garantire che gli studi clinici che coinvolgono nuove tecniche di imaging siano condotti in modo etico, in particolare nelle popolazioni vulnerabili?

Le innovazioni in radiologia, sebbene estremamente vantaggiose, sollevano molte questioni etiche. Per garantire un'assistenza centrata sul paziente, è fondamentale che i professionisti della radiologia rimangano vigili, si tengano regolarmente informati e si impegnino in un dialogo etico su questi temi. L'etica deve andare di pari passo con la tecnologia, assicurando che ogni progresso sia fatto nel migliore interesse del paziente.

Capitolo 19

SVILUPPO PROFESSIONALE

Si tenga aggiornato:
Importanza della formazione continua

Nel dinamico e tecnologicamente avanzato campo medico della radiologia, lo status quo non è un'opzione. Gli operatori sanitari, compresi gli infermieri di radiologia, si trovano all'avanguardia di scoperte, innovazioni e metodologie in costante evoluzione. Ecco perché la formazione continua non è solo auspicabile, è essenziale. Ecco un approfondimento sulla sua importanza.

1. Tecnologia in costante evoluzione
Uno degli aspetti più sorprendenti della radiologia è il rapido ritmo del progresso tecnologico. Dalle macchine di imaging più precise ai sofisticati software di analisi e all'integrazione dell'intelligenza artificiale, tenersi aggiornati è fondamentale. La formazione continua fornisce ai professionisti le competenze necessarie per padroneggiare questi strumenti.

2. Migliorare la qualità dell'assistenza
Con una maggiore conoscenza e una formazione approfondita, gli infermieri possono offrire un'assistenza di qualità migliore. Comprendere le sfumature delle nuove tecniche o delle migliori pratiche può fare la differenza tra una diagnosi accurata e un potenziale errore.

3. Riduzione del rischio
La radiologia, sebbene incredibilmente vantaggiosa, comporta dei rischi, soprattutto in termini di esposizione alle radiazioni. La formazione continua consente ai professionisti di comprendere questi rischi e di apprendere i metodi migliori per ridurli al minimo.

4. Sviluppo professionale
In un settore competitivo, distinguersi è essenziale. Gli infermieri che investono nella loro formazione continua

dimostrano un impegno nella loro professione, che può aprire le porte a opportunità avanzate o a specializzazioni.

5. Soddisfare i requisiti normativi
Molti Paesi e regioni hanno requisiti specifici di formazione continua per gli operatori sanitari. Tenersi aggiornati su questi requisiti è essenziale per mantenere la licenza o la certificazione.

6. Impegno nei confronti del paziente
I pazienti si aspettano di ricevere la massima qualità di assistenza possibile. Investendo nella formazione continua, gli infermieri dimostrano il loro impegno a fornire un'assistenza eccezionale, aumentando così la fiducia dei pazienti.

7. Adattabilità alle mutevoli esigenze dei pazienti
Con l'evoluzione delle malattie e delle condizioni, si evolve anche il modo in cui le diagnostichiamo e le trattiamo. La formazione continua prepara gli infermieri ad adattarsi a questi cambiamenti, garantendo un'assistenza ottimale ai pazienti.

La formazione continua in radiologia non è un lusso, ma una necessità. Incarna l'impegno del professionista verso l'eccellenza, il rinnovamento e l'offerta della migliore assistenza possibile. In un mondo in cui la tecnologia e i metodi si evolvono rapidamente, tenersi aggiornati è la chiave del successo e dell'eccellenza nell'assistenza sanitaria.

Specializzazione e certificazione in radiologia

La radiologia è un campo ampio, con una serie di specializzazioni che consentono a infermieri e tecnologi di concentrarsi su aree specifiche. Sebbene tutti i professionisti della radiologia condividano un insieme di competenze di base, la specializzazione può approfondire le conoscenze in aree specifiche, migliorare la qualità dell'assistenza e aprire le porte a opportunità avanzate. La certificazione è spesso una garanzia di questa competenza.

1. Perché specializzarsi?

Competenze approfondite: la specializzazione le consente di sviluppare competenze all'avanguardia in una particolare area della radiologia, come la risonanza magnetica, la mammografia o la radiologia interventistica.

Opportunità di carriera: la specializzazione può portare a ruoli di leadership, di insegnamento o di ricerca in campi specifici.

Soddisfazione professionale: la padronanza di un particolare sottocampo può offrire una profonda soddisfazione, contribuendo all'avanzamento della professione.

2. Aree di specializzazione attuali

Radiologia interventistica: disciplina basata sull'uso di immagini per guidare procedure mediche minimamente invasive.

Mammografia: si concentra sull'imaging del seno per rilevare il cancro e altre anomalie.

Imaging pediatrico: radiologia specificamente adattata alle esigenze dei bambini.

Neuroradiologia: imaging del sistema nervoso, compresi cervello, midollo spinale e nervi.

Radiologia muscoloscheletrica: Focus su ossa, articolazioni e tessuti molli associati.

3. Il processo di certificazione

Formazione avanzata: prima di ottenere la certificazione, spesso è necessario seguire una formazione supplementare, sotto forma di corsi, workshop o programmi di residenza.

Esame: la certificazione richiede generalmente il superamento di un esame specifico per l'area di specializzazione.

Rinnovo: come per la maggior parte delle qualifiche professionali, può essere necessario rinnovare regolarmente la certificazione, il che spesso comporta una formazione continua.

4. L'importanza della certificazione

Riconoscimento professionale: la certificazione è una garanzia di competenza in un determinato settore ed è spesso ricercata dai datori di lavoro.

Miglioramento della qualità dell'assistenza: la certificazione garantisce che il professionista possiede le conoscenze e le competenze necessarie per fornire un'assistenza di alta qualità.

Impegno nella professione: la ricerca della certificazione dimostra un impegno verso l'eccellenza nel campo della radiologia.

La specializzazione e la certificazione in radiologia sono passi che permettono a infermieri e tecnologi di distinguersi nel loro campo, di offrire un'assistenza eccezionale e di crescere professionalmente. In un settore medico in costante evoluzione, la ricerca dell'eccellenza è sempre una priorità.

Benessere e gestione dello stress : Prendersi cura di sé prendersi cura degli altri

Il settore medico, con la sua natura esigente e le sue responsabilità spesso onerose, può esercitare una notevole pressione sugli operatori sanitari. Per gli infermieri di radiologia, dove precisione, pazienza e compassione sono essenziali, il benessere personale non è solo un lusso, ma una necessità. In questo capitolo, approfondiamo l'importanza di prenderci cura di noi stessi per essere in grado di prenderci cura degli altri.

1. Riconoscere il burn-out e lo stress legato al lavoro

    Sintomi di burn-out: esaurimento emotivo, cinismo, sensazione di inefficacia e sintomi fisici come stanchezza, disturbi del sonno e mal di testa.

    Fattori di rischio: orari lunghi, mancanza di supporto, pressione per ottenere diagnosi accurate e la necessità costante di entrare in empatia con i pazienti.

2. L'importanza dell'equilibrio tra lavoro e vita privata

    Definizione: l'equilibrio tra lavoro e vita privata è la capacità di dividere il proprio tempo e le proprie risorse tra obblighi professionali e personali.

    Conseguenze della mancanza di equilibrio: esaurimento, relazioni personali tese, riduzione della qualità dell'assistenza e rischi per la salute.

3. Strategie di gestione dello stress

    Tecniche di rilassamento: meditazione, yoga, tecniche di respirazione profonda e visualizzazione.

    Trascorrere del tempo di qualità: dare valore alle pause, alle vacanze, al tempo trascorso con i propri cari e agli hobby.

    Stabilire dei limiti: Dire di no, delegare i compiti e fare pause regolari.

4. L'importanza della salute fisica

    Dieta equilibrata: mangi una varietà di alimenti, eviti gli eccessi e rimanga idratato.

    Attività fisica: integri l'esercizio fisico nella sua routine, che si tratti di una camminata veloce, di jogging, di ballo o di qualsiasi altra attività che la faccia muovere.

Sonno: valorizzare il sonno di qualità, mantenere un programma di sonno regolare e creare un ambiente favorevole al riposo.

5. Salute mentale ed emotiva

Sostegno sociale: condivida le sue preoccupazioni con colleghi, amici o familiari e non esiti a cercare un aiuto professionale.

Hobby e passatempi: trovi attività che rilassano ed emozionano, come la lettura, l'arte, la musica o la cucina.

Formazione sulla resilienza: sviluppare la capacità di riprendersi da situazioni difficili, utilizzando tecniche di gestione dello stress e una visione positiva.

Prendersi cura di se stessi non è un atto egoistico, ma una necessità per chi è in prima linea nell'assistenza ai pazienti. Dando valore al benessere e alla gestione dello stress, gli infermieri di radiologia possono non solo migliorare la loro qualità di vita, ma anche la qualità dell'assistenza che forniscono. Dopo tutto, un assistente ben riposato, equilibrato e felice è un assistente efficace.

Conclusione

Pensieri finali :
L'impatto dell'infermiera di radiologia

Esplorando le molte sfaccettature del ruolo dell'infermiera di radiologia, si scopre rapidamente che non si tratta solo di una professione tecnica. È una vocazione che richiede sia abilità che compassione, precisione e pazienza. In questo capitolo conclusivo, cerchiamo di evidenziare il profondo impatto che questi professionisti della salute hanno, non solo sulla medicina, ma sulla vita di ogni paziente che incontrano.

1. Più di una tecnica
L'infermiera di radiologia è il collegamento tra la tecnologia medica e il paziente. Non è solo colei che posiziona il paziente o somministra un mezzo di contrasto. È anche colei che rassicura, ascolta e guida. La sua capacità di combinare le competenze tecniche con un tocco umano fa la differenza.

2. Un impatto duraturo sui pazienti
L'immagine può diagnosticare, ma è l'assistente che guarisce. I pazienti spesso ricordano meno la macchina che l'infermiera che li ha supportati durante una procedura. Quel momento di compassione, quello scambio rassicurante, quella mano tenuta saldamente può lasciare un'impressione indelebile.

3. Il ruolo centrale in un team multidisciplinare
All'interno di una clinica o di un ospedale, l'infermiera di radiologia è spesso il collegamento tra diversi specialisti. Collabora con radiologi, tecnologi, medici di riferimento e altri professionisti per garantire che i pazienti ricevano un'assistenza completa. La loro versatilità e la capacità di comunicare in modo efficace sono essenziali per il successo del processo di cura.

4. La costante evoluzione della professione

Nell'era della tecnologia digitale e dell'intelligenza artificiale, il campo della radiologia è in continua evoluzione. Gli infermieri di radiologia non si limitano ad acquisire competenze, ma continuano ad adattarsi, imparare e crescere. La sua dedizione alla formazione continua è una testimonianza del suo impegno per l'eccellenza professionale.

5. Un patrimonio di umanità in un mondo di tecnologia

La tecnologia può evolversi, ma i bisogni fondamentali dell'umanità - essere ascoltati, compresi, rassicurati - rimangono costanti. L'infermiera di radiologia, nonostante i progressi tecnici, rimane un promemoria toccante del fatto che la medicina, nel suo cuore, è un'arte dell'umanità.

Riflettendo sull'impatto dell'infermiera di radiologia, siamo portati a riconoscere che ogni gesto, ogni parola, ogni azione ha un peso. Questo libro ha cercato di coprire la profondità e la complessità di questa professione, ma alla fine l'essenza della professione risiede in quei momenti intangibili di umanità. È un appello a tutti gli infermieri di radiologia affinché abbraccino appieno il loro ruolo, in quanto plasmano non solo il futuro della medicina, ma anche i cuori e le menti di coloro che servono.

Risorse aggiuntive :
Dove trovare maggiori informazioni

Imbarcarsi nel mondo della radiologia significa intraprendere un viaggio di apprendimento continuo. Per aiutare i nostri lettori a navigare in questo vasto oceano di informazioni, abbiamo compilato un elenco di risorse essenziali che le forniranno ulteriori approfondimenti e prospettive sugli argomenti trattati in questo libro.

1. Libri e pubblicazioni specializzate
   "Essentials of Radiographic Physics and Imaging" di James Johnston e Terri L. Fauber: un libro completo sulle basi della radiologia.
   "Infermiere di radiologia: ambito e standard di pratica": una guida essenziale per gli infermieri di radiologia.
   "Journal of Radiology Nursing": una rivista accademica specializzata che tratta le ultime ricerche e le migliori pratiche.
2. Siti web e piattaforme educative
   RadiologyInfo.org: gestito dall'American College of Radiology (ACR) e dalla Radiological Society of North America (RSNA), questo sito offre una grande quantità di informazioni per pazienti e professionisti.
   ZiaMinnie.com: un portale di notizie e formazione continua per i professionisti della radiologia.
   RSNA.org: il sito ufficiale della Radiological Society of North America offre risorse educative, notizie e informazioni sui prossimi eventi.
3. Organizzazioni e associazioni
   American College of Radiology (ACR): un'importante organizzazione che offre certificazione, formazione e risorse per i professionisti.
   Associazione infermieri di radiologia e imaging (ARIN): Dedicata agli infermieri di radiologia, offre formazione, certificazione e opportunità di networking.

4. Conferenze e seminari
   Riunione annuale RSNA: un evento imperdibile per i professionisti della radiologia, che presenta gli ultimi progressi tecnologici, sessioni educative e opportunità di networking.
   Congresso Europeo di Radiologia (ECR): un evento simile all'RSNA, ma incentrato sull'Europa.

5. Corsi online e webinar

   Radiopaedia.org: una risorsa di apprendimento online gratuita di radiologia con corsi, quiz e articoli.

   Coursera & edX: queste piattaforme di apprendimento online offrono corsi di radiologia progettati da università e istituzioni leader.

6. Podcast e video

   Radiology Firing Line (RFL): un podcast con interviste a esperti e opinion leader nel campo della radiologia.

   Canale di radiologia su YouTube: video didattici, dimostrazioni e interviste per completare il suo apprendimento.

In un campo in costante evoluzione come quello della radiologia, è fondamentale rimanere aggiornati e informati. Ci auguriamo che queste risorse le servano da trampolino di lancio per approfondire le sue conoscenze e arricchire la sua carriera.

Ringraziamenti : Le persone che rendono possibile il nostro lavoro

Scrivere questo libro non è stata un'impresa da poco, e la strada per realizzarlo è stata lastricata di esperienze, apprendimenti e collaborazioni inestimabili. Al di là delle pagine di questo libro, c'è una moltitudine di persone il cui sostegno, perseveranza e contributi hanno reso possibile questa avventura. È giunto il momento di esprimere la mia gratitudine a tutti loro.

Ai miei mentori
Ai radiologi e agli operatori sanitari che mi hanno guidato attraverso le complessità della radiologia e hanno condiviso la loro saggezza clinica, un enorme grazie. La

vostra passione per la professione mi ha ispirato ad ogni passo.

A tutti gli infermieri di radiologia.

Ogni testimonianza, ogni storia condivisa è stata un mattone nella costruzione di questo libro. La vostra dedizione al benessere dei pazienti è il cuore pulsante della nostra professione. I vostri aneddoti e le vostre esperienze hanno dato vita a questo testo.

Al team editoriale

Grazie per la sua infinita pazienza, il suo feedback costruttivo e la sua capacità di trasformare le mie parole in una narrazione fluida e accessibile. Senza di voi, questo libro non sarebbe altro che una raccolta di appunti sparsi.

Ai pazienti

Per la sua fiducia e il suo coraggio, per ogni domanda che fa, per ogni sorriso che condivide, per ogni lacrima che versa, le sono eternamente grata. Siete il promemoria quotidiano del motivo per cui facciamo quello che facciamo.

Alla mia famiglia e ai miei amici

Per il vostro incrollabile sostegno, per essere stati la mia ancora di salvezza nei momenti difficili, per aver festeggiato ogni piccola vittoria, devo tutto a voi. Il vostro amore e il vostro incoraggiamento mi hanno fatto andare avanti.

A voi, cari lettori

Infine, grazie per avere tra le mani questo libro. Che sia un curioso novizio o un veterano del settore, spero che trovi questa guida utile e che arricchisca la sua comprensione della radiologia. La sua ricerca di conoscenza è la ragione d'essere di questo libro.

La radiologia, come tutti i campi medici, è un lavoro di squadra. Questo lavoro è un riflesso di questa collaborazione. A tutti coloro che hanno incrociato il mio cammino e reso questo viaggio indimenticabile, dal profondo del mio cuore, grazie.

Glossario dei termini chiave

Angiografia: tecnica di imaging che utilizza i raggi X per visualizzare i vasi sanguigni.

Biometria: misurazione delle caratteristiche fisiche o biologiche.

TC (o TAC(: la tomografia computerizzata, nota anche come TAC, è una tecnica di imaging che utilizza i raggi X per creare immagini dettagliate di organi, ossa e altri tessuti.

Densitometria: misurazione della densità, spesso utilizzata per valutare la densità ossea.

Ultrasuoni: tecnica di imaging che utilizza le onde sonore per creare immagini degli organi interni.

Fluoroscopia: tecnica di imaging che utilizza i raggi X per ottenere immagini in tempo reale, spesso utilizzata durante le procedure mediche.

RM: Risonanza Magnetica, una tecnica di imaging che utilizza i campi magnetici per ottenere immagini dettagliate.

Isotopo: forma di un elemento con lo stesso numero di protoni ma un numero diverso di neutroni.

Mammografia: esame a raggi X del seno, utilizzato principalmente per lo screening del cancro al seno.

:PACS Sistema di archiviazione e comunicazione delle immagini. Si tratta di un sistema informatico che archivia, recupera, distribuisce e presenta immagini mediche.

Radiografia: tecnica di imaging che utilizza i raggi X per visualizzare le strutture interne del corpo.

Protezione dalle radiazioni: tutti i mezzi di protezione dalle radiazioni ionizzanti.

Scanner: vedere CT/CT.

Teleradiologia: la pratica della radiologia a distanza, in cui le immagini vengono trasmesse da un luogo a un altro per l'interpretazione e/o la consultazione.

Termografia: tecnica di imaging che rileva il calore per creare una "immagine" della distribuzione della temperatura di un'area del corpo.

Ultrasuoni: onde sonore ad alta frequenza utilizzate negli ultrasuoni.

Questo glossario fornisce una panoramica dei termini comunemente utilizzati in radiologia. Per una definizione più approfondita o per informazioni su termini specifici non inclusi in questo documento, si consiglia di consultare risorse specializzate nel campo della radiologia.

Riferimenti scientifici e medici

Bushberg, J. T., Seibert, J. A., Leidholdt Jr, E. M., & Boone, J. M. (2011). *La Fisica essenziale dell'imaging medico* (3a ed.). Lippincott Williams & Wilkins.

Cherry, S. R., Sorenson, J. A., & Phelps, M. E. (2012). *Fisica in Medicina Nucleare* (4a ed.). Elsevier.

Hendee, W. R., & Ritenour, E. R. (2002). *Fisica dell'imaging medico* (4a ed.). Wiley-Liss.

Huda, W. (2008). *Revisione della Fisica Radiologica* (3a ed.). Lippincott Williams & Wilkins.

Kremkau, F. W. (2015). Ecografia diagnostica: principi e strumenti (8ª ed.). Elsevier.

McQuillen Martensen, R. (2014). *Analisi dell'immagine radiografica* (4a ed.). Elsevier.

Mettler Jr, F. A., & Guiberteau, M. J. (2011). *Essentials of Nuclear Medicine Imaging* (6ª ed.). Elsevier.

Mitchell, C., & Haroun, L. (2018). Introduzione al ruolo dell'imaging medico nella diagnosi e nel trattamento. Oxford University Press.

Prokop, M., Galanski, M., & Schaefer-Prokop, C. (2003). *Tomografia Computerizzata Spirale e Multislice del Corpo*. Thieme.

Ramachandran, R., & Swamiathan, V. (2016). Radiologia diagnostica: recenti progressi e fisica applicata all'imaging. Jaypee Brothers Medical Publishers.

Samei, E., & Flynn, M. J. (2013). Manuale di imaging medico: volume 1. Fisica e Psicofisica. SPIE Press.

Suetens, P. (2009). *Fondamenti di imaging medico* (2a ed.). Cambridge University Press.

Thrall, J. H., & Ziessman, H. A. (2017). *Medicina nucleare: i requisiti* (4a ed.). Elsevier.

Questi riferimenti sono esempi delle principali risorse utilizzate dai professionisti della radiologia. Per informazioni dettagliate su argomenti specifici, si consiglia di consultare questi libri o altre pubblicazioni specialistiche nel campo della radiologia. Si consiglia inoltre di consultare regolarmente le ultime edizioni e le riviste specializzate per tenersi aggiornati sui progressi del settore.

www.ingramcontent.com/pod-product-compliance
Lightning Source LLC
Chambersburg PA
CBHW071042290526

45795CB00004B/1270